BÜLENT DEMİRCİOĞLU

A'DAN Z'YE HASTALIKLARIN TRAVMALARI

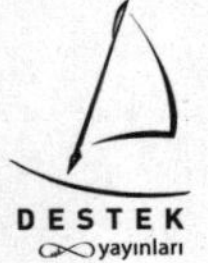

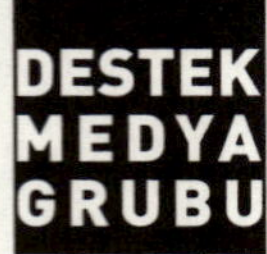

DESTEK YAYINLARI: 1938
BAŞVURU: 2

BÜLENT DEMİRCİOĞLU / A'DAN Z'YE HASTALIKLARIN TRAVMALARI

İmtiyaz Sahibi: Destek Yapım Prodüksiyon Dış Tic. A.Ş.
Genel Yayın Yönetmeni: Ertürk Akşun
Son Okuma: Devrim Yalkut
Kapak Tasarım: Banu Akparmak
Sayfa Düzeni: Cansu Poroy

Destek Yayınları: Haziran 2024 (15.000 Adet)
16.-17. Baskı: Eylül 2024
18.-19. Baskı: Kasım 2024
20. Baskı: Eylül 2025
Yayıncı Sertifika No. 43196

ISBN 978-625-6051-20-1

Abdi İpekçi Caddesi No. 31/5 Nişantaşı/İstanbul
Tel. (0) 212 252 22 42
Faks: (0) 212 252 22 43
www.destekdukkan.com
info@destekyayinlari.com
facebook.com/DestekYayinevi
twitter.com/destekyayinlari
instagram.com/destekyayinlari

Deniz Ofset – Çetin Koçak
Sertifika No. 77699
Maltepe Mahallesi
Hastane Yolu Sokak No. 1/6
Zeytinburnu / İstanbul
Tel. (0) 212 613 30 06

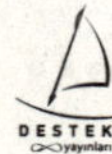

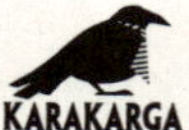

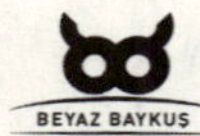

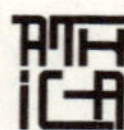

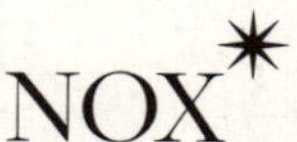

BÜLENT DEMİRCİOĞLU

A'DAN Z'YE HASTALIKLARIN TRAVMALARI

HASTALIK KADERİNİZ DEĞİLDİR

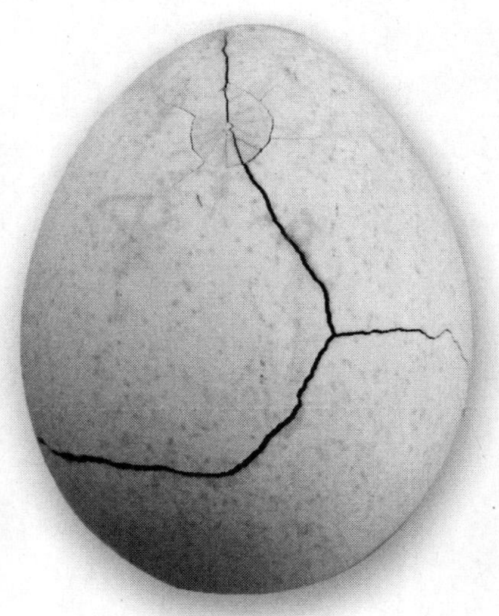

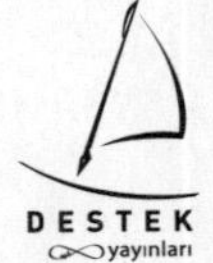

Annem Leman Demircioğlu ve
babam Besim Demircioğlu'na sevgi ve rahmetle.
Devriniz daim olsun...

İÇİNDEKİLER

B

C-Ç

D

E-F

G-H

İ-J

K

L-M

N-O-Ö

P-R

S-Ş

T-U-Ü

V-W-Y-Z

ÖNSÖZ

"İlham verici gemimize hoş geldiniz, hepinize sağlıklı, huzurlu, mutlu bir hayat diliyorum." Yaklaşık 3,5 yıldır hafta içi her sabah yaptığım canlı yayınlara bu cümle ile başladım. Bu cümlenin gücüne ve uğuruna inandığım için sizleri aynı dileklerle selamlıyorum. Bu kitap bundan önceki yazdığım üç kitabın (*Sırlarımız Kadar Hastayız, Ben Annemin Sırlarıyım, Sırtımdaki Ruh İzi*) önemli bir ayağı, bir yol göstericisi olması için yazıldı. Yıllardır aklımda olan, bir türlü fırsatını bulup da derleyemediğim bu bilgileri geciktirmemin kendimce haklı bir nedeni olduğunu çok sonradan anladım: Bilgilerin biraz daha pişmesi, yavaş yavaş, sindire sindire karşılığını bulması gerekiyormuş. Her şeyin vaktini beklediği gibi bu kitap da vaktini beklemiş ve tam süzülerek kullanışlı hale ancak gelmiş.

Dr. Ryke Geerd Hamer'ın insanlığa ilk defa sunduğu bu bilgiler tabii ki zaman içinde şekil değiştirdi ve olgunlaştı, ancak bugün bu kişiye insanlık adına minnetlerimizi sunmamız gerektiğini düşünüyorum. Hele ki bu ismi anmadan bu sistemle ilgili (Travma-Hastalık İlişkisi) çalışma yapan sistemlere bu minnet borcunu özellikle buradan hatırlatmak isterim.

Bu kitapta göreceğiniz bilgiler tamamen hangi travmanın hangi hastalığa sebep olduğu üzerine bir sözlük niteliğinde. Bu bilgileri ne şekilde kullanacağımız konusunu önceki üç kitabımda ayrıntılı olarak anlattım. Burada dikkat edilmesi gereken bazı noktaları hatırlatmak isterim:

Travmaların bizleri hasta ettiği konusu doğrudur ancak Dr. Hamer bunu hastalıktan 1-2 yıl önceki travmalarla çözeceğini düşünmüş, kısmi olarak başarılı olmuştur. 1970'lerden bugüne kadar yetiştirdiği öğrencileri işin içine, kitabın ilk bölümünde kısaca hatırlatacağım P/A dönemini, döngüleri, atalardan gelen aktarımları eklediğinde, bu sistem en çok iyileşmenin görüldüğü sistem haline gelmiştir.

Ben de kendimce yaptığım çalışmalarda bu bilgilere Çin tıbbı bilgileri, şamanik ritüeller, Ho'oponopono, hipnoz bilgilerinin kullanışlı taraflarını ekleyerek daha iyi hale getirmeye çalıştım, bugün sonuçlara baktığımda da bunu başarabildiğimi görüyorum.

Her sabah yaklaşık 3-4 bin kişiyle yaptığımız canlı yayınlarda artık iyileşme dosyalarını paylaşamaz hale geldim, açıkçası bu kadar fazla iyileşme olacağını ben de beklemiyordum. Bu anlamda kendimi çok şanslı hissediyorum, bu kitapta en çok emeği olanlar, canlı yayınlarda veya eğitimlerde travmalarını açık yüreklilikle anlatıp, iyileşmelerini toplulukla paylaşanlar olmuştur. Bugün yolda yürürken bile insanların beni çevirip iyileşmelerini anlatmaları beni bu yolda hep motive etti, bu geri dönüşler sayesinde bu kitapta hastalıkların küçük başlıklarını bulabileceğiniz ayrıntılı bilgilere yer verme şansım oldu. Bu bilgilerin gizli kalmaması gerekiyordu ve bildiğim, deneyimlediğim, süzerek istatistik oluşturduğum bütün deneyimleri bu kitaba aktardım. Şu an elinizde tuttuğunuz kitap ülkemizde yazılmış en geniş çaplı travma arama motorudur.

Hastalıkların hangi travmalardan kaynaklı olduğunu bilmek elbette çok kıymetli bir anahtardır, ancak bunları bilmek bir yemeğin malzemelerini almak gibidir. Yemeği yapmak için mutlaka bir tarife ihtiyacınız olacaktır, bu yüzden bir atın dört ayağı gibi, önceki kitaplarımda bu tarifleri yazdım. Şimdi artık malzemeyi de aldığımıza göre bu yemeği beraberce yapabiliriz.

Ve yine bir hatırlatma yapmalıyım; bu kitapta yazılan bilgilere bakıp da modern tıptan vazgeçmeniz asla tavsiye edilmez. Tıbbi tedavi uygulanırken hastalıkların enerji boyutuna da bakmanız için yazıldı bu ve önceki kitaplar, tıbbi tedaviyi asla reddetmiyorum. Kaldı ki ben de bir hekimim, bugün bir sorunum olduğunda ilk olarak doktoruma müracaat ederim. Ama buradaki bilgilerin hiç de yabana atılmayacak bilgiler olduğunu da inkâr edemem, çünkü kendi hassas bağırsak sendromumu, migrenimi ve boyun fıtığımı bu sistemle düzelttiğimi burada hatırlatmak isterim. Yıllarca kanayan bağırsaklarımın tedavisini bu sistem sayesinde çözdüm ve tabii ki öncelikle bütün tıbbi prosedürleri uyguladım, ancak çözüm bulamadım. Bugün modern tıbbın muhteşem buluşlarına şahit olsak da, bazı hastalıkların üstesinden gelinemediği gerçeğini kabul etmek zorundayız. İşte tam burada diyorum ki: Bedenimiz bir makine değil, önce ruhumuz hastalanır ve bir süre sonra bu hastalık bedende görünür hale gelir. Beden bir mail kutusu gibidir, ruhumuzun mesajını bize aktaran bir mail kutusu...

Bu sistemi ilk kurduğumda onlarca kişiden eleştiriler aldım, ilk olarak meslektaşlarım beni aforoz ettiler, hemen ardından sağlık müdürlüğünden soruşturmalar yapıldı. Yaklaşık iki sene boyunca kliniğimde diş hekimliği yaparken bu sistemle ilgili yaptığım eğitimi beraber yürütmeye çalıştım. Bu süreç içinde anladım ki bu sistem çok daha fazla zaman ve emek istiyor, bu yüzden 25 yıllık mesleğimi bırakıp sadece bu sistemle ilgilenmeye başladım. İyi ki bu kararı vermişim çünkü daha çok vaka görme ve daha çok iyileşmeye şahit olma şansını yakaladım.

Bugün itibariyle yaklaşık 10 binden fazla kişiye verdiğim eğitimlerden ve her sabah sosyal medya üzerinden 3-4 bin kişiye yaptığım canlı yayınlardan muhteşem iyileşmeler art arda gelmeye başladı. Artık kocaman bir aile olduk ve 150 civarında uygulayıcımız dünyanın her yerinde hayatlara dokunuyor.

Böyle bir mutfağımızın olması doğal olarak bütün hastalıklara ayrıntılı bir şekilde bakma şansı verdi bana.

Bu kitapta daha önceden yüzeysel olarak piyasada bulunan travma-hastalık ilişkisini çok daha ayrıntılı olarak ele aldım, çünkü zengin bir mutfağım oldu ve sayıları 700 bine yaklaşan bir ailem oldu. Kitapları değil hayatları referans alarak belki de şu ana kadar yazılmış en geniş hastalık istatistiğine ulaştım. Umarım hayatlarınızda bir parça da olsa ezber bozabilirim ve faydalı olabilirim. Okudukça daha çok şaşıracağınız hastalık-travma bağlantılarına hoş geldiniz...

TEŞEKKÜR

Öncelikle hayat arkadaşım Deniz'ime, aileme, Belma'ma, Yelda'ma, evlatlarım Tayra'm ve Zeyno'ma bu yolculuktaki katkıları için teşekkür ediyorum. Dr. Ramazan Süslü'ye ve canım ablam Yasemin Çekmece'ye katkıları için minnettarım.

BAŞLAMADAN ÖNCE BİLMENİZ GEREKENLER

Hastalıkların travmalarını bilmek kadar bu travmalarla nasıl bir uygulama yapacağınız da önemlidir. Bu konuda yazdığım *Sırlarımız Kadar Hastayız, Ben Annemin Sırlarıyım, Sırtımdaki Ruh İzi* kitaplarında uygulamanın nasıl yapılacağı ayrıntılı bir şekilde anlatılmıştır. Bu kitapta "döngüler" konusuna kısaca değindim, çünkü sizi hasta eden travmanın hangi dönemle ilgili olduğunu bilmek en az travmayı bilmek kadar kıymetli. Güzel sonuçlar alabilmeniz için hastalıklarınızla ilgili travmalara bakarken döngü hesabını yapmayı unutmamanızı tavsiye ederim.

Proje/Amaç Dönemi

Bir bebek döllenmeden önceki 1 yıl, hamilelikteki 9 ay ve doğumdan sonraki 1 yılda anne ve babasının çatışmalarını bedenine kodlar. Bu döneme Proje/Amaç Dönemi denilmektedir. Kitapta sık karşılaşacağınız "P/A Dönemi" tanımı bu süreci tarif etmektedir.

Yaşam Döngüsü

Genellikle genç bireylerde, henüz evlenmemişken teşhis konulan bireylerde kullanılan bir döngü hesaplama yöntemidir. Bir hastalığın ana çatışmasını bulmaya çalışırken çok işimize yarar. Öncelikle bardağı taşıran son damla olan çatışmayı (hastalanmadan 1-2 yıl önceki çatışma) bulmak gerekir. Bu çatışmanın yaşını bulunca hemen ikiye böleriz. Ortaya çıkan son rakamın yaşına bakarız, anne karnındaki aynı ayda yaşadığımız çatışma ile veya proje/amaç dönemi ile bağlantı kurarız.

Bağımsızlık Döngüsü

Yetişkinlerle çalışırken hesaplayacağımız bir başka döngü yöntemi de "bağımsızlık döngüsü"dür. Bu döngüyü evli yetişkinler için daha çok kullanıyoruz. Çünkü evlilik kişinin alfalarından (anne-baba) bağımsızlaştığı yaştır. Anne ve babamızdan maddi ve manevi olarak tamamen ayrıldığımızda, bu sistemde bağımsız olarak kabul ediliriz. Üniversite için şehir değiştirmek, aileden maddi destek alarak başka eve taşınmak, anne-babamızın evinde yaşarken işe girip kendi paramızı kazanmak bizi bağımsız yapmaz. Evlendiğinizde çalışmıyor olsanız bile, anne-babanızdan maddi ve manevi olarak ayrılmışsanız siz bağımsız olarak kabul edilirsiniz. Eğer evlenmeden önce kendi evinize çıkıp, kendi paranızı kazanıyorsanız, anne-babanızın evinde artık kalmıyor ve maddi olarak destek almıyorsanız da bağımsız olarak tanımlanabilirsiniz. Boşanıp tekrar baba evine dönenler için bağımsızlık artık kaybedilmiş sayılır ve bu kişilerin döngüsü yaşam döngüsü hesabıyla yapılır.

Yaptığım çalışmalarda yetişkin bireylerde en çok bağımsızlık döngüsünün işime yaradığını söyleyebilirim. Döngü tanımını yaparken tekrar eden periyotlar tanımını yapmıştık. Bağımsızlık döngüsünü hesaplamak yaşam döngüsünü hesaplamaktan biraz daha kolaydır, çünkü burada bakacağımız noktalar daha nettir.

Bağımsızlık döngüsünü hesaplamak için kişinin bağımsız olduğu yaşı bilmemiz gerekir.

Bağımsızlığını kazanmış kişilerle çalışırken önceliği bu hesaplama yöntemine vermek gerekir.

Peki bağımsızlık döngüsü nasıl hesaplanır?

Beynimiz bağımsız olduğumuz yaşa kadar ne yaşadıysa, bir o kadar yıl aynı senaryoyu bize tekrar yaşatır; amaç bizi hayatta tutmaktır. Bağımsız olana kadar hayatta kalmayı başarmışsak, beynimiz bu süreci güvenli bulur ve aynı olayları, aynı algıları bize tekrar yaşatır.

Atalardan Gelen Döngü

Bir hastalığın ana çatışmasını döngülerde ve proje/amaç döneminde bulamazsak, bazen üst soyların çatışmasını devralmış olabiliriz. Bunu anlamak için öncelikle ana rahmine düşen kaç numaralı çocuk olduğumuzu bilmek zorundayız. Annenizin kürtajı, erken doğumu, düşüğü, dış gebeliği dahil kaç numaralı çocuk olduğunuzu bilirseniz, üst soylarla hangi numaralarla bağlantılı olduğunuzu bulabilir, hayatınızdaki üst soylardan gelen döngülerin farkına varabilirsiniz.

A

Açık Alan Fobisi/Agorafobi

"Agorafobi" (eski Yunanca) teriminin tercümesi "alan korkusu"dur. Mağdur kişi, evi terk etmekten, kamuya açık yerlerde bulunmaktan, alışveriş merkezlerine veya dükkânlara girmekten, kalabalık içerisinde, sinemalarda veya dar ve kapalı odalarda bulunmaktan ya da trenle, otobüsle veya uçakla seyahat etmekten korkar.

-Yerimi alacaklar korkusu.

-Yargılanma korkusu.

-Havasız kalma korkusu, yeterince oksijen olmadığı düşüncesi.

Örnek: Hamile kalamadığı için eşi tarafından terk edileceğinden korkan, yerini bir başkasına bırakma endişesi yaşayan kadının hamile kaldığında çocuğuna aktardığı kod.

Açık Omurga/Spina Bifida

Spina bifida ayrık veya açık omurga anlamına gelir. En sık görülen doğuştan olma hastalıklardan biridir. Spina bifida başta myelomeningosel olmak üzere omuriliği etkileyen birçok şekilde görülebilir. Eğer spina bifida'nız varsa, doğumunuzdan önce omuriliğinizin gelişimi sırasında bir şeyler ters gitmiş demektir.

-Hamilelik öncesi veya dönemi anne çok yaralayıcı bir şey yaşamış.

-Hamilelik öncesi veya dönemi çok güvendiği kişi tarafından yarı yolda bırakılan anne.

-Hamilelik öncesi veya dönemi çiftlerin ayrı hareket ettiği durumlar.

Addison

Diğer adı adrenal yetmezlik olan addison hastalığı oldukça nadir görülen bir hastalık olup, vücudun bazı hormonları yeteri kadar üretememesi sonucunda ortaya çıkar. Böbreklerin üstünde bulunan adrenal bezleri salgılama açısından yetersiz kalır ve kortiozol ile aldosteron hormonları kanda azalmaya başlar.

-Gelecek ile ilgili büyük bir endişe duyma.

-Hayatın karşısında havlu atarak yenilgiyi kabul etme.

-Alışkanlıkların bir anda değişmesini gerektiren gelişmeler.

-Umutların yıkıldığı olaylar.

-Sürüde yanlış yöne giden koyun gibi, yönünü kaybetme.

-Finansal sorunlar.

Adenom (Hipofiz Adenomu)

Hipofiz adenomları çoğunlukla iyi huylu tümörler olup kafatasının tabanında ve beynin altında yerleşmiş olan hipofiz bezinden kaynaklanır. Hipofiz bezi beynin en alt kısmında, gözlerin arkasında tam ortada tek olarak bulunan ve hormon yapımından sorumlu 1 cm boyutunda bir organdır.

-İyi bir anne olamama, bebeğini iyi besleyememe, ona bakamama korkusu.

-Annelik güdüsünün cinsel dürtüleri baskılayıp, anneliği ön plana çıkarması.

-Hayatın içinde kendini korumasız hissetme.

-Ebeveynlerini erken kaybeden çocuk anısı.

-Kendi başının çaresine bakmak zorunda kalmış çocuk anısı.

-Annesi tarafından korunamayan, beslenemeyen çocuk.

-Kendisi çocukken başka bir çocuğa bakmak zorunda kalmış kişinin anısı.

Âdet Görememe/Amenore

-"Annemin yaşadığı aşk ilişkisinde ne kadar mutsuz olduğunu görerek evliliği reddederim."

-"Sevilmeye duyduğum ihtiyaçla tüm gücümle mücadele ederim."

-Evliliğin veya nişanlılığın reddi.

-Cinsel tutku içeren bir ilişkinin sonlanmamış yası.

-Taciz ensest anısı.

Âdet Sancısı/Dismenore

Dismenore, günlük aktiviteleri engelleyecek düzeyde ağrılı âdet görme olarak tanımlanan jinekolojik bir hastalıktır.

-Beklenen cinsiyette doğmamak.

-İlk regl kanaması anında alınan negatif tepki.

-Hamile kalmakla ilgili çatışma.

-Kadınlığın kabulü ile ilgili değersizlik çatışması.

-P/A dönemi, ay sonunu getirmekle ilgili kaygılar.

-Kaybedilen bebeğin bitirilmemiş yası.

-Babanın kadınlara saygısızlığı.

-Boyun eğmeye direnç çatışması.

-Üst soyda gizli tutulan kürtaj, evlatlık çocuk.

Örnek: Babasının yaptığı rezilliklerden ve şiddetten utanan genç kız menstrüasyon dönemini çok ağrılı geçiriyor. Travma boşaltılınca ağrı geçiyor.

Adezyon

Adezyonlar, karın içerisindeki organlar (rahim, fallop tüpleri, yumurtalıklar veya bağırsaklar) arasında ve/veya bu organlarla karın duvarı arasında oluşabilen doku tabakalarıdır.

Bulundukları yere bağlı olarak gebe kalmanızı zorlaştırabilir veya bağırsak tıkanıklığına veya ağrıya neden olabilirler.

-Aile içinde yaşanan korku verici durumlar.

-Taciz, ensest anıları.

-Aileden ayrılık anıları.

-Ailede dramatik bir kayıp.

Afazi

Afazi, genellikle bir inme ya da kafa travması sonucunda aniden ortaya çıkan ve beynin dilden sorumlu alanlarının hasarlanmasından kaynaklanan bir dil bozukluğudur. Çoğu insanda dil alanları beynin sol yarıküresinde yer almaktadır.

-Kendini ifade edememe, anlaşılamama korkusu.

-Yargılanma korkusu.

-Konuşamama, tepki verememe, donakalma: "Konuşmayı hem istiyorum hem istemiyorum."

-Kapana kısılmış hissetme.

Afoni

Afoni, sesin tamamen kaybı anlamına gelir. Konuşmaya çalışma esnasında ses tellerinin kapanması ve birbirine temas edememesine bağlı olarak gelişir. Sinirsel bir rahatsızlık durumunda gelişebileceği gibi, ses tellerinin hareket etmesini sağlayan kasların hastalanmasıyla da görülebilir.

-Çok yoğun bir üzüntü karşısında çaresiz hissetmek.

-Büyük bir cinsel hüsran.

-Bir sırrı saklamak zorunda hissetmek.

-Otoriteye karşı cevap verememe.

-Bir şeyi söylediğine pişman olmak.

Aft

Aft ya da bir başka deyişle aftöz ülser, ortası beyaz kenarları kırmızı düğme şeklinde delinmiş gibi görünen ağız içinde oluşmuş ağrılı yaralara aft denir. Ağızda dil, dişeti, yanak, damak gibi hassas bölgelerde görülür ve kişinin yemek yemesini, bir şeyler içmesini olanaksız hale getirir.

-Cevap vermek isteyip de ağzı kapalı tutma zorunluluğu.

-Yapılan yanlış karşısında susmak zorunda kalmak.

-Bağırmak, isyan etmek isterken bunu dışarı atamamak.

-Tacize sessiz kalma anısı.

-Suçluluk hissettiren deneyim.

Çözüm: Karanlık bir odaya geçip susmak zorunda olduğunuz cümleleri bağıra çağıra ifade etmek çok iyi gelir.

Agnozi

Agnozi, duyusal bilgiyi işleme yetersizliğidir. Genellikle özel bir duyu ya da hafıza kaybının olmadığı durumlarda nesneleri, kişileri, sesleri, şekilleri, kokuları tanıma yeteneğinin kaybıdır.

-Görsel kayıpta, gördüklerinden hissedilen çaresizlik.

-İşitselse, ayrılık korkusu yaşanan durumlar, iletişim çatışmaları.

-P/A döneminden çocuğu aldırmak isteyen, hamileliğe sevinmeyen bir ebeveynin varlığı.

Agorafobi

Agorafobi (eski Yunanca) teriminin tercümesi "alan korkusu"dur. Mağdur kişi, evi terk etmekten, kamuya açık yerlerde bulunmaktan, alışveriş merkezlerine veya dükkânlara girmekten, kalabalık içerisinde, sinemalarda veya dar ve kapalı odalarda bulunmaktan ya da trenle, otobüsle veya uçakla seyahat etmekten korkar.

-Anneye aşırı bağımlı kişilerde daha sık görülür.

-Ölüm korkusu, yaşanan deneyimler.

-Yerimi alacaklar korkusu.

-Yargılanma korkusu.

-Havasız kalma korkusu, yeterince oksijen olmadığı düşüncesi.

-Hayata karşı güvensizlik hissettiren deneyimler.

Agresiflik/Agresif Çocuklar

-P/A döneminde ebeveynlerin bastırılmış öfkesi doğan çocukların agresif olmasına sebep olur.

-Memeyi emerken süt gelmemesi de çocuğu agresif yapabilir.

-P/A döneminde düşük, kürtaj, dış gebelik, yas varsa bunlar doğan bebeği agresif yapar.

-Doğum anında annenin öfkelenmesine sebep olan gelişmeler de doğan çocuğu agresif yapar.

-Agresif insanların en çok P/A dönemine bakılmalıdır.

-P/A döneminde eşler arasındaki kavgalar.

Ağız Kanseri

Ağız kanseri, dudaklar üzerinde veya ağız boşluğu içerisinde meydana gelen kötü huylu neoplazmaları (yeni doku oluşumu) tanımlar.

-Kendini dışlanmış hissetmek.

-Bir veya birkaç kişiye duyulan öfke.

-Ölme isteği.

-İstemediği halde otoriteye boyun eğmek, cevap verememek.

-Fırsatların kaçtığı durumlar.

Ağız Kokusu/Halitozis

-Eski düşüncelere saplanıp kalma, yeni düşüncelere yer vermeme.

-Yenilikten korkma.

-Sözlerin aile ve etraf tarafından önemsenmemesi.

-Kendini ifade edememe, bu konuda özgüvensizlik.

-Hayatta istediği yöne gitmenin engellenmesi.

Ağız Kuruluğu

-Hayattan kopacak kadar tiksinti oluşturan durum.

-Gelecekten tamamen umudun kesildiği durumlar.

-Çocukta zorla yemek yedirilme anısı.

-İstenmeden yapılan oral seks anısı.

-Anneyle yaşanan iletişim çatışması.

Ağız Sorunları

-Lokmayı yakalayamamak, fırsatı kaçırmak.

-İfade edememek.

-Otoriteye cevap verememek.

Ağız Ülseri

Ağız ülseri, ağız ve dişetlerinde oluşan ağrılı yaralardır. Ağız ülseri halk arasında aft yaraları olarak da bilinir. Çoğunlukla zararsız olmakla birlikte, ağız ülseri son derece rahatsız edici olabilir ve bazı insanlar için yemek yemeyi, içmeyi, dişlerini fırçalamayı ve hatta konuşmayı bile zorlaştırabilir

-Yanıt vermek isteyip, ağzını kapalı tutmak zorunluluğu.

-Olaylara tepki verilemeyen durumlar.

-Arzuların ifade edilemediği durumlar.

-Kaçırılmış fırsatlar.

Ağızda Mantar

-Çok hayati bir şeyi yakalamayı başaramamak, bununla ilgili yoksunluk hissetmek.

-Ağızdan kaçırılan sırların birinin hayatına mal olması.

-Birinin ölümüne sebep olmak.

-Bir şeyi söylediğine pişman olmak.

Ağrılı Cinsel İlişki/Ağrılı Pubis

-Cinsel ilişki pubisin etkisiyle gerçekleşir.

-"Cinsel olarak yeterince cezp edici değilim."

-"Partnerimin beklentilerini gerçekleştiremiyorum."

-"Partnerimi tatmin edemiyorum."

-Çok sert ve tutucu bir ebeveynin hissettirdiği suçluluk duygusu.

Ağrılı Yumurtlama Dönemi/Ağrılı Menstürasyon

Ovülasyon dönemi döl yatağından çıkmış ve olgunlaşmış yumurtanın serbest kalması ile meydana gelir. Bu arada rahim, rahim mukozası ile yumurtlamaya hazırlanır.

-Hamileliğin istenmemesi. (Kişinin ebeveynleri bu duruma hazır değildir.)

-Üst soyda kaybedilen bebek var mı diye bakılır.

-Erkeklere duyulan kin.

-Düşük kürtaj anısı. (Bazen kişinin annesinin düşük ve kürtajları.)

-Dişiliğin veya anneliğin reddi.

Akalazya

Akalazya, yemek borusunda gerçekleşmesi gereken fonksiyonların bozulduğu bir sindirim sistemi hastalığıdır.

-Bir çıkış yolu aramak, kapana kısılmış hissetmek ve bu durum ile ilgili yaşanan çaresizlik: "Bir çıkış yolu bulamıyorum."

-Otoritenin dayatmaları karşısında bu duruma razı olmamak ama yine de kendini savunamamak.

-Annenin ve anneliğin reddi. Anne ile iletişim sorunları, annenin erken kaybı, anne tarafından reddedilmek.

-Bebeğin alınmasını isteyen bir anne doğan bebeğe bu hastalığı kodlayabilir.

Akciğer Amfizemi

Amfizem, akciğerlerdeki hava keseciklerinin (alveol) gerilip genişlemesi neticesinde bu hava keseciklerini birbirinden ayıran ince duvarların yırtılması ve buna bağlı olarak da akciğerlerin esnekliğini kaybetmesiyle oluşan ve solunum yetmezliğine yol açan yaygın bir kronik akciğer rahatsızlığıdır.

-Büyük bir iletişim yoksunluğu.

-Yaşamaktan bezme çatışması.

-Ölümle yüz yüze gelmek.

-Aile ağacında gaz, duman veya boğulma anısı.

Akciğer Embolisi/Pulmoner Emboli

Kalpten akciğerlere kan götüren atardamarlardan birinde kan pıhtısı bulunursa buna pulmoner emboli denir. Oluşan bu pıhtı normal kan akışını engelleyerek belirtilere neden olur.

-"Ailemle bir araya gelmek istiyorum."

-Kaçıp gitme, göç etme isteği.

-Çaresizlik karşısında isyan etme isteği.

Akciğer Kanseri/Adenokarsinom

Adenokanser (adenokarsinom) vücudun mukus üreten glandüler hücrelerinde görülen kanser türlerine verilen isimdir. Adenokanserin sık görülen türleri arasında meme kanseri, kolorektal kanser, akciğer kanseri, pankreas kanseri ve prostat kanseri yer alır.

-Kişinin kendini kapana kısılmış hissetmesi.

-Ölüm korkusu.

-Sevilen birinin kaybı.

-Tek odaklı ise başkalarının öleceğinden korkmaya dair çatışma.

-Birkaç tane küçük odaklı ise kişinin kendi ölüm korkusu.

Akciğer Virüs Enfeksiyonu

-Sözel kavga, tartışma, alanda var olan sürtüşme.

-Kişinin topluluk tarafından eleştirilmesi.

-Aile içinde dışlanma, yok sayılma.

Akciğerde Hava Kaçağı/Pnömotoraks /Akciğer Sönmesi

Pnömotoraks, akciğerin bir kısmının veya tamamının "çökme" olarak tarif edilen büzülüp ufalması olayıdır.

-Birileriyle ilişkide sıkışıp kalma ve bunun getirdiği öfke.

-Hayatın içinde engellenme ile ilgili durumlar.

-Kendi kararlarını verememe, aile baskısı.

Akciğerde Sıvı Toplanması/Plörezi/Plevral Efüzyon

Plörezi; biri akciğerin dış yüzünü, diğeri ise göğüs duvarının iç yüzünü saran iki akciğer zarı (plevra) arasında kalan boşlukta sıvı birikmesi olarak tanımlanır. Birçok akciğer ve akciğer dışı hastalığa bağlı olarak ortaya çıkabilir.

-Akciğerlerin korunması gereken bir hastalık.
-Ameliyat edilmesi gereken bir akciğer sorunu.
-Göğüskafesini koruma ile ilgili korku.
-Göğüskafesindeki bir ağrıdan dolayı korku.
-Meme kanseri olma korkusu.

Akdeniz Anemisi ve FMF Akdeniz Ateşi

Akdeniz Anemisi Talasemi, genellikle Akdeniz bölgesinde görülen ve genetik faktörlerle sonraki nesillere geçebilen bir tür kansızlık hastalığıdır.

-Hamilelik dönemi veya öncesi anne veya babanın hissettiği hayattan korku ile ilgili çatışmalar.

-Mutsuz ve çatışmalı bir evliliğin sonucu doğan çocuğun bu çatışma ile kodlanması.

-Kendini sürekli tehdit veya tehlikede hisseden çocuk veya ebeveynlerin çatışması.

-P/A dönemi suçluluk hissettiren deneyimler.

-Üst soylarda savaştan kurtulanların anısı.

Akrodermatit

Akrodermatitis enteropatika çinko eksikliği ile sonuçlanan, kalıtımsal nadir bir hastalıktır.

-Kendini sevdirmek, kabul ettirmek için aşırı fedakârlık yapmak zorunda hisseden kişinin çatışması.

-Olaylar karşısında çok kırılgan olma, içselleştirme.

-Aile üyeleriyle sağlıklı ilişki kuramama.

Akromegali

Akromegali, beynin tabanında yer alan hipofiz bezinin ön lobundan çok miktarda büyüme hormonunun salgılanmasına bağlı olarak gelişir. Nadir bir hastalık olup, tedavi edilmemesi durumunda; iç organlarda ciddi sorunlara yol açabilecek etkilere neden olabilir.

-Hamilelik dönemi veya öncesinde, anne veya babanın küçümsendiği, kişiliğine saldırıldığı durumların çocukta kodlanması.

-Yine aynı dönemde anne veya babanın kendi varlığını kanıtlamak, insanlara kendini duyurmak ile ilgili çatışmaları.

-Ebeveynlerin ayrılığı sonucu, tekrar terk edilme duygusunu yaşamak istemeyen çocuğun beyninin, sevdikleriyle arasına mesafe koymak için bulduğu çözüm olarak ortaya çıkar.

-Çocuğun bir ebeveynin yakınlığına, korumasına ihtiyaç duyması, gelecekle ilgili güven isteği.

Akut Lenfoblastik Lösemi/ALL

Akut Lenfositik Lösemi veya Akut Lenfoid Lösemi olarak da adlandırılan Akut Lenfoblastik Lösemi (ALL) kanın ve kemik iliğinin bir çeşit kanseridir. Hızlı seyirli olup tedavi edilmezse çok çabuk kötüleşir.

-"Klanımın içinde sevdiğim insanı korumayı başaramadım."

-"Ailem tarafından yeterince desteklenmedim."

-Aile içinde sözünü dinletememe, aile tarafından bastırılmış çocukluk.

Akut Monositik Lösemi/AML

Akut monositik lösemi, akut miyeloid löseminin bir alt tipidir ve AML-5 olarak da bilinir. Bu akut miyeloid lösemi alt tipi belirgin klinik ve biyolojik özelliklere sahiptir ve lökosit yüksekliği, pıhtılaşma anormallikleri ve ekstramedüller tutulum ile ilişkilidir.

-Kişinin hayatı boyunca izole bir yaşam sürmesinin çatışması.

-Bir ayrılık sonrası hissedilen derin yalnızlık.

Albinizm/Albino

Bu hastalığa albinizm, hastalara ise albino denir (halk dilinde abraşlık olarak bilinir). İnsanları ve hayvanları etkileyen genetik bir bozukluk olan albinizm renklenmeyi sağlayan melanin pigmenti yokluğu ya da azlığından kaynaklanır. Gözler, deri, saçlar ve bedenin öbür bölümlerini etkileyebilir.

-Hamilelik dönemi veya öncesinde anne veya babanın çatışması çocuğa geçerek bu hastalık oluşur.

-Kendini değersiz ve yetersiz gören ebeveynin, birinin korumasına ihtiyaç duyması, bu durumun yarattığı yetersizlik çocuğa kodlanır.

-Ebeveynlerden birinin kendini reddettiği, özgüvensizlik yaşadığı, suçladığı ve kendini aklamak istediği çatışmanın çocuğa kodlanması.

-Kendini ruhsuz ve hayalet gibi hisseden ebeveynin çatışması.

Alerjiler Genel

Yaşanan ana ayrılıkla ilgili çatışmanın tamir fazıdır. Bu deneyim beynimize kişi, hayvan, yer, nesne ya da ortam olarak kaydedilebilir. Duygusal olarak gösterilen reaksiyon ne kadar güçlüyse, alerji o kadar güçlü ortaya çıkar. Bir kişide alerji var ise o kişinin ayrılık deneyimlediğini biliriz. (Bazen hamilelikteki deneyim çocukta baş gösterir.) Alerjiler kayıpların bitirilmemiş, tutulmamış yası olarak da tanımlanabilir.

Alkol Bağımlılığı

-Alkol sembolik olarak anne ve babayı bir araya getirmek isteğidir.

-Eril ve dişil arasındaki çatışmanın çözümü olarak alkol bağımlılığı gelişir.

-"Hayatın gerginliğini taşımayı reddediyorum, alkolle bu gerginliği yumuşatıyorum."

-Eril-dişil dengesinin bozulduğu durumlar.

Alt Islatma/Enürezis

-Çoğu vakada babanın yokluğu sebeptir.

-Babanın sınır koymaması veya aşırı otoriter olması.

-Ebeveynlerin alanlarını kaybetme ile ilgili yaşadığı çatışma.

-Aile ağacında gece olmuş bir yangın anısı var mı?

-P/A döneminde ev veya iş değişikliği ve bu durumla ilgili yaşanan adaptasyon sorunu.

-P/A döneminde yaşanan eşler arası kavgalar, çatışmalar.

Örnek: Kadın hamileyken asker olan eşi yurtdışına göreve gönderilir, aylarca dönemez. Çocuk doğduktan üç ay sonra dönebilir, çocuk 6 yaşına geldiğinde altını ıslatmaya başlar.

Alzheimer/Demans

Beyin hücrelerinin zamanla ölümüne bağlı olarak hafıza kaybı, bunama (demans) ve genel anlamda bilişsel fonksiyonların azalması şeklinde gelişen tıbbi durum Alzheimer hastalığı olarak adlandırılır. Nörolojik bir hastalık olan Alzheimer aynı zamanda en yaygın görülen demans türüdür.

-Çok sevilen birinin kaybından sonra, sembolik olarak ölülerle iletişime geçme isteği. Kayıptan sonraki anıları silerek acı çekmeyi engelleme.

-Büyük bir trajedi veya ayrılık sonrası yine beynin hafızayı silme programı.

-Bu hastaların yaslarını sonlandırma çok etkili olabilir, ayrıca eski anılardan bahsetmek, eski şarkıları dinletmek, eski fotoğrafları izletmek hayata daha çok tutunmalarını sağlayabilir.

Anal Abse

Anal fistül ile çok sık karıştırılan anal apse, anüs çevresinde kızarıklık ve şişliğe neden olan ağrılı bir rahatsızlıktır.

-Ayrılığı sindirememe, kabullenememe.

-İntikam duygusunun çok yoğun olduğu öfke çatışması.

-Bırakmak zorunda kalınan, bir türlü bırakılamayan olay, durum veya kişiler.

-Kişiliğine aykırı davranmak zorunda kalan kişinin çatışması.

Anal Fissür

Anüs (makat) bölgesindeki deride oluşan yırtık veya çatlaktır. Görünüş olarak küçük olmasına karşın verdiği rahatsızlık çok belirgindir. İlk bir aylık dönemdeki yırtıklara "akut anal fissür", daha uzun süreli ve meme (şişlik) yapmış yırtıklara da "kronik anal fissür" (KAF) denir.

-Hayata duyulan coşkunun kaybedilmesi. (Hamilelik dönemi veya öncesinde anne veya babanın çatışması çocuğa geçebilir.)

-Kendini zayıf ve yetersiz hissetme, bu konuyla ilgili içe kapanma çatışması.

-İlerlemekten korkmakla ilgili yaşanan kararsızlık.

-"Hayır" diyememek ve bu yüzden istemediği halde sorumluluk almakla ilgili çatışmalar.

Anal Fistül

-Anal fistül, bağırsağın son kısmı ile anüs çevresindeki deri arasında gelişen küçük tünel şeklindeki anormal yapılardır.

-Ayrılık hikâyesi.

-P/A döneminde yaşanan boşanma hatırası veya düşüncesi.

-Birliğin bozulması ile ilgili bir çatışma.

-Hamilelikte eşler arası çatışma, doğan çocukta anal fistül gelişir.

-P/A dönemi sindirilemeyen olaylar.

Anemi

Hemoglobin, kanda kırmızı kan hücreleri (alyuvar) tarafından taşınır. Kanda bulunan hemoglobin proteininin normal seviyenin altına düşmesi veya alyuvarların sayısının azalması durumuna anemi (kansızlık) adı verilir.

-Aile klanında sevgi ve bütünlük hissetmeme.

-Kan bağı içinde çok büyük değersizlik çatışması.

-Ailede birine duyulan kin, öfke.

-"Ailemde sevildiğimi hissetmiyorum."

-Aile tarafından dışlanma, reddedilme, onaylanmama çatışması.

Anjiyoödem

Anjyioödem asimetrik olarak yerleşim gösteren, derimizde ve iç organlarımızda şişlik (ödem) ile seyredebilen bir hastalıktır. Kaşıntının yerine ağrı ve gerginlik hissi ön plandadır. Anjiyoödem alerjik hastalıkların gelişiminden farklı mekanizmalar ile ortaya çıkmaktadır.

-Kişinin hayatında bir kişiyle yaşadığı çatışmayı çözdükten sonra, içten içe öfkesinin devam etmesi.

-"Eğer ölü taklidi yaparsam yırtıcıdan kurtulurum."

-Ayrılık çatışmasının sonlandığında, tamir fazında görülür.

Örnek: Üst soyda savaştan ölü taklidi yaparak kurtulan dedenin aynı düzlemdeki torununa aktardığı çatışma.

Ankiloz

Ankiloz, eklemlerin oynayamaz hale geldiği bir eklem yapışıklığıdır.

-Eğer koldaysa: Yeniliği reddetme, eski düşüncelere tutunma, birine duyulan büyük kin.

-Eğer omuzdaysa: Hayatın yükü altında ezilme, kendini kapana kısılmış hissetme.

-Ayaktaysa: Gitmek istenmeyen bir yere, yöne doğru gitmek zorunluluğu

-Bütün vücuttaysa: Bir kişi veya durumdan kaçma isteği.

Ankilozan Spondilit

Halk arasında omurga ya da bel romatizması olarak bilinen Ankilozan Spondilit, genellikle genç yaşlarda ortaya çıkan; omurgayı ve omurga ile kalça kemiği arasındaki eklemi etkileyen ağrılı, iltihaplı bir romatizma türüdür. İltihaplanma sonucu bu iki kemik birleşerek tek bir kemik halini alır.

-"Kımıldamadan kalmak isterim, düşüncelerimi değiştirmekte zorlanırım."

-Güvence, teminat, güçlendirme, ana direğin iplerini elde tutma ile ilgili yaşanan değersizlik.

-Başkaları ile ilişkide değer yitimi.

-Seksüel değersizlik.

-Sevişmeyi istememe veya istenmeme.

-Kendimizin veya ailemizin bir girişimdeki başarısızlığı.

-Anne desteğinin kaybı. (Ölüm, ayrılık, kavga vs.)

Anksiyete

Anksiyete, kaygı üzerinden gelecekteki olaylar hakkında bir endişe ve korku güncel olaylara bir tepkidir. Anksiyete bozukluklarının nedeni genetik ve çevresel faktörlerin birleşimidir.

-Bir sorunun çözümü içinde boğulma duygusu.
-Suçlanma korkusu.
-Hayatın koşulları ile ilgili hissedilen güvensizlik.
-Bilinmezlikle ilgili hissedilen korku.
-Sürekli bir tehlike varlığı sanrısı.
-Taciz, ensest anısı.
-Ölüme yaklaşma deneyimi, nefessiz kalma.

Anoreksi

Anoreksiya, vücut ağırlığında anormal derecede düşüklük, hissedilen yoğun kilo alma korkusu ve çarpık kilo algısı ile karakterize edilen bir beslenme bozukluğuna verilen isimdir. Aynı zamanda anoreksi ya da iştahsızlık isimleriyle de bilinir.
-Anne ile aktif çatışma.
-Aile klanı ile ilgili alan çatışması.
-Taciz-tecavüz anısı. "Saklanmak için ufacık kalmalıyım."
-Gizlenmiş bir hamilelik.
-Aldırılması istenen çocuk anısı.
-Beklenti dışı cinsiyetle dünyaya gelen bebek.

Anüs Kaşıntısı

-Kimliğine aykırı davranmak zorunda kalma çatışması.
-P/A dönemi anne ile baba arasında evlilik dışı ilişki.
-Cinsellikle ilgili çatışmalar.
-Anne tarafından onaylanmama, çok otoriter bir annenin istediklerini yapmak zorunda kalma.

Aort Anevrizması/Anevrizma

Anevrizma, kan damarlarının duvarlarındaki zayıflama sonucu bir balon gibi genişlemesi olarak tanımlanmaktadır.

Anevrizma'da damar duvarı zayıflaması, incelmesi ve yırtılma riski mevcuttur.

-Alandaki toprakların saldırıya uğraması ile savunulup, tamir fazına geçmesi.

-Aile içinde kendini anlatamama, kendini savunamama.

-Ailenin yükünü almakta zorlanma.

-Bir kadının erkek gibi yaşamak zorunda kalması.

Aort Darlığı/Aort Koarktasyonu

Aort darlığı (AD), normalde tamamen açılarak kanın ileri doğru gitmesine izin veren aort kapağının, çeşitli nedenlerle daralarak kanın ileri doğru geçişine engel oluşturmasıdır.

-Baba çocuğu evden atar, çocuk bu kovulmaya karşı çıkar, aort tepki verir.

-"Babam beni durdurmak istiyor ama ben özgür olmak istiyorum." Baba tarafından engellenmek.

-Babanın ahlaki zorlaması karşısında sembolik olarak geçidi açmaya çalışmak, kendine yol bulmaya çalışmak.

Örnek: Babasının onaylamadığı bir evlilik yapan genç kız babası tarafından reddediliyor. Bu durumu engelleyemeyen genç kızda aort darlığı oluşuyor.

Aort Kalsifikasyonu

Romatizmaya bağlı olarak aort kapağı kalınlaşma, enflamasyon gösterir ve zaman içerisinde kapak bozularak normalde hareketli olan üç yaprakçığı birbirine yapışır ve kalsifikasyon (kireçlenme) oluşarak bir taş parçasına benzer hale gelmektedir.

-Baba ile oğul arasındaki gittikçe artan uyumsuzluk.

-Babanın oğlunu durdurduğu, annesinden kıskandığı, annesine karşı koz olarak kullandığı durumlar.

-Babanın ezici otoritesi karşısında çaresizce boyun eğen çocuğun çatışması.

Örnek: Babasının şirketinde çalışan çocuk babayla anlaşamıyor ancak başka bir işi de olmadığı için bu çatışmayı yıllarca taşıyor, aortta kalsifikasyon oluşuyor.

Aort Yetmezliği

Aort yetmezliği (AY), normalde tamamen açılarak kanın ileri doğru gitmesine izin veren ve kapanarak kanın geriye kaçışını önleyen kapakçıkların, çeşitli nedenlerle tam kapanaması ve ileri doğru fırlattığı kanın bir kısmının sol ventriküle tekrar geri gelmesi ve böylece sol ventrikülün işinin (yükünün) artmasıdır.

-"Babamla yakınlaşmaya çalışıyorum, o beni reddediyor."

-"Babama dönmek istiyorum, bu konuda umudum kalmadı."

-Baba tarafından alınması istenen çocuk, babası tarafından terk edilen çocuk.

Örnek: Evlilik dışı bir ilişkiden hamile kalan kadının partneri çocuğu reddediyor. Çocukta aort yetmezliği oluşuyor.

Apandisit

Apandisit, kalınbağırsaktan uzanan 8-9 cm uzunlukta bir doku tüpü olan ekin iltihabıdır. Apandis (apendiks) körbağırsak olarak da bilinir.

-Kişinin içinden çıkamadığı bir açmazda yaşadığı pis, kaba olay.

-Para kaybı, birikimlerin kaybı çatışması.

-Çok aşağılık bir olay karşısında sindirilemez öfke.

-Kandırılma karşısında yaşanan hayal kırıklığı.

Apati/Duyarsızlık

Çevre ve insanlarla ileri derecede ilgisizlik, kayıtsızlık ve duyarsızlık halidir.

-Adaletsizlikler karşısında kendini savunamama, yok olmak isteme.

-Yaşanan kötü olayların tekrar edeceği endişesi.

-Derin bir utanç ve suçluluk hissettiren deneyimler.

-Kimselere söylenemeyen taciz, ensest anısı.

Apopleksi

Hipofiz bezi ya da adenomundaki akut kanama veya infarkt sonucu gelişen nadir bir acil durumdur.

-Büyük bir kararsızlık yaşandığı zamanlarda ortaya çıkabilir.

-Sevdikleri için çok endişelenen bireyin çatışması.

-Aileden ayrılık deneyimi veya korkusu.

-Annelikle dişilik arasında sıkışıp kalan kadının çatışması.

Araba Tutması

-İki ayrı referans noktası arasında kalmak.

-"Anne ve babamı kontrol edemiyorum."

-Dayak, şiddet anısı.

-Babanın sorumluluğunu yerine getirmediğinde çocukta görülür.

-Erken ebeveyn kaybı.

-Hayatın içinde kaybolmuş hissetme çatışması.

Araknoid Kist

Araknoid kistler, beyin veya omurilik ile araknoid membran arasında bulunan, sıvı ile dolu keselerdir.

-Kişinin kapasitesinin çok üstünde çalışmak zorunda kalması, başarılı olmak zorunda hissetmesi.

-Bir otorite karşısında sembolik olarak ölü taklidi yapmak, emre itaat etmemek için kendini yavaşlatmak, hareketsiz kalarak otoriteden kurtulmaya çalışmak.

-Baba tarafından onaylanmama, P/A döneminde baba tarafından bebeğin alınması istendi mi?

-Çok sevilen birinin kaybı.

Arı Alerjisi

-Eleştiriden korkma ile ilgili çatışmalar, aile içinde acımasız eleştiriye uğramak.

-Maddi kayıp ile ilgili travmatik anılar.

-Hamilelikte yaşanan hayal kırıklığı deneyimi çocukta kodlanabilir.

-Arıların olduğu ortamda deneyimlenen ayrılık çatışması.

-P/A döneminde altınlarla ilgili çatışmalar, bazen evlilikte altınların paylaşımı, altınları kaybetme veya çaldırma deneyimleri.

Arpacık/Şalazyon

Gözkapağındaki salgı bezlerinin iltihaplanması olan şalazyon, gözkapağında ağrısız sert ve yuvarlak bir nodül şeklinde görülmektedir. Halk arasında gözkapağında arpacık olarak da bilinmektedir.

-"Kendimi bir kenara atılmış gibi hissederim, belirsizliklerin altında ezilmeye başlarım."

-Kişinin gördüğü bir şeyle ilgili lekelenmiş hissetmesi.

-Birinin terk edilmekten korkması.

-Birine, hayata karşı duyulan kin.

-Kişiye çok öfke duyulduğunda kendini anlatamadığı durumlar, adaletsizlikler.

Asetonemi/Ketoz

Kanda aşırı miktarda aseton veya keton cisimlerinin bulunması.

-Aşırı otoriter anne veya babanın her an patlamaya hazır bir bomba gibi olması.

-Aile içinde kendini güvende hissetmeyen çocuğun travması, terk edilme korkusu.

Örnek: Dominant bir anne tarafından eşi reddedilen adamın bu durumda yaşadığı çatışma.

Asfiksi

Asfiksi, oksijen yetersizliğinden ileri gelen boğulmadır.

-Kendini sembolik olarak boğulmuş hisseden kişinin çaresiz hissettiği durumlar.

-Cinsellikle ilgili kişinin kendini ifade edemediği, saplantıya düştüğü kişi, durum ve olaylar.

-Gelecekle ilgili yaşanan büyük kaygı, gelecekle ilgili sorumluluktan kaçma isteği doğuran olaylar.

Asidoz

Asidoz, böbreklerden serbestçe atılmayan organik veya inorganik asitlerin nispeten fazlalığına denir.

-Reddedilen, istenmeyen bir olaya maruz kalma ve bu durum karşısında kendini savunamama.

-Anne ile ilgili çatışmalar, annenin erken kaybedilmesi veya anneyle erken ayrılık.

-Çocuklarından ayrılmak zorunda kalan bir ebeveynin bu durumu sindirememesi.

-Kişinin kendini suçlu hissettiği durum, kişi veya olaylar.

Astım

Astım, solunum yollarını tıkayan ve nefes almayı zorlaştıran kronik bir hastalıktır. Astımda, hava yolu etrafındaki düz kaslar, alerjenler, duman, soğuk hava veya egzersiz gibi tetikleyicilere yanıt olarak kasılır ve mukus adı verilen yapışkan salgının üretimi artar; bu durum hava yolunun daralmasına neden olur.

-"Kendimi güvende hissetmek için diplomamın, unvanımın, babamın veya bir gücün arkasına saklanırım, kendi gücüme güvenemem."

-"Bulunduğum yerden başka yerde olmak istiyorum."

-"Aynı anda iki yerde olmak istiyorum."

-Aynı çevrede bulunan iki ayrı insanla kavga, tartışma.

-P/A döneminde babanın iki kişi, durum veya olay arasında sıkışıp kalması.

Astigmat

Korneanın kavislenmesi ile oluşur.

-"Çektiğim ıstırabı daha fazla göstermek istemiyorum."

-Aynı anda birini çok sevip nefret etme çatışması.

-Gerçeği çarpıtarak, kendini kandırma çatışması.

-"Gerçeği olduğu gibi görmeyi reddediyorum."

-"İstediğim hayat bu değildi, görmeyi reddediyorum."

Astrositoma

Astrositoma beyin veya omurilikte görülen bir kanser türüdür. Sinir hücrelerine destek sağlayan astrosit isimli hücrelerde başlar.

-"Kapasitemin çok üstünde çalışmak zorundayım."

-"En iyi, en başarılı ben olmak zorundayım, sınıfımın en başarılısı olmak zorundayım."

Aşağılık Kompleksi

Aşağılık kompleksi, bireysel psikoloji ekolünün kurucusu Alfred Adler tarafından ortaya atılan ve kişinin bazı yönlerden kendini diğerlerinden aşağı hissetmesine neden olan karmaşaya verilen addır.

-Hamilelik dönemi veya öncesinde anne veya babanın yaşadığı değersizlik duygusunun çocuğa kodlanması.

-Doğum anında çocuğa söylenen kötü bir söz, kötü bir bakış.

-Gebelikte annenin kendini çirkin hissetmesi.

Aşil Tendonu

Bacak kısmındaki baldırın arka bölümünde yer alan kas grubunun, topuk kemiğine bağlanmasını sağlayan yapıya "aşil tendonu" denmektedir.

-Bedenin yapısı ve esnekliği ile ilgili hissedilen değersizlik.

-"Bulunduğum yerden daha iyi yerlerde olmalıyım" çatışması.

-Sembolik veya fiziksel olarak zıplama sonucu hayatını kaybeden ataların anısı.

Ateş Basması

Ateş basması veya sıcak basması denilen durum belli aralıklarda aniden gelen ve birkaç dakika bazen daha uzun süren, yüzde ve vücudun genellikle üst bölgelerinde kızarma, terleme, üşüme, titreme, çarpıntı, sıkıntı, daralma gibi belirtilerle karakterize bir durumdur.

-Cinsel hüsran çatışması.

-"Artık arzulanası değilim." (Erken menopoz.)

-Kendini sevgisiz hisseden bireyin beyninin çözümü.

-Temas yoksunluğu hissedilen durumlar.

-P/A döneminde yeterince sevgi hissetmeyen ebeveynin çocuğuna aktardığı çatışma.

Atopik Dermatit/Nörodermatit

Nörodermatit, Atopik Dermatit (AD) veya Atopik Egzama doğuştan olan (genetik eğilim) inflamatuvar, kaşıntılı ve çok faktörlü bir deri hastalığıdır ve kronik tekrarlayan (aralıklı) bir seyri vardır.

-Basit bir ayrılık çatışmasının tamir fazıdır (egzama gibi).

-Acı verici temas.

-Bulunduğu bölgenin sembolik anlamı ile ilişkilidir. (Baş babayı ilgilendirir, kollar terk edilme ile ilgilidir, bel bölgesi cinsellik çatışmaları, ayaklar anne ile ilgilidir, sırt nankörlüğe uğranan olayla ilgilidir, boyun adaletsizliğe uğranılan durumlarla ilgilidir.)

Atriyal Fibrilasyon

Atriyal fibrilasyon kalbin üstteki odacıkları olan atriyumların hızlı ve düzensiz atışıdır. En yaygın görülen ritim bozukluklarından biridir.

-Aile ağacında kan nakli yapılan birey var mı?

-Aile ağacında kalp atışları aniden duran biri var mı? Sevilen biri aniden kaybedildi mi?

-"Önümdeki engeli aşamıyorum."

-"Emirlere boyun eğmeye zorlanıyorum."

Örnek: 17 yaşındayken babasını aniden kalp krizi ile kaybeden kadının kızı aynı yaşa geldiğinde atrial fibrilasyon gelişir. Bu çatışma ile ilgili çalışma yapılınca düzelme görülür.

Atrofi

Atrofi, beslenme bozukluğu, iltihaplanma veya kasların kullanılmaması sonucu hücrenin, uzvun, organın ya da herhangi bir dokunun incelmesi, küçülmesi veya kaybına verilen isimdir.

-Değersiz hissedilen durumlar.

-Hangi organda başladı ise o organı ilgilendiren yetersizlik duygusu.

-Mide: Anne çatışması.

-Testis, penis, vajina: Cinsel yetersizlik, evlatla ilgili endişe.

-Beyin: Baba çatışması.

-Bağırsak: Sindirilemeyen pislik olaylar.

-Karaciğer: Yoksunluk, payını alamama.

-Kaslar: Kendini savunamama, anne çatışması.

-Sinirler: Baba çatışması.

Avasküler Nekroz/Osteonekroz

Avasküler nekroz, kan akışının yetersizliği nedeniyle kemik dokusunun ölmesidir. Genellikle kalça, diz ve omuz gibi büyük eklemlerde görülür.

-Kişinin evlatlarıyla ilgili duyduğu panik, evlatlarının sağlığı ile ilgili, gelecekleriyle ilgili kaygı verici olaylar.

-Bir hastalığın üstesinden gelinemeyeceğine dair hissedilen yılgınlık.

-Cinsellikle ilgili yaşanan büyük değersizlik, kendini yeterli hissetmeme.

-Yaşanan bir tehlike karşısında çaresiz kalma, bir çıkış yolu bulamama, büyük bir kaybetme korkusu.

Ayak Bileği Sorunları

-Anne ile ilişkide yön çatışması.

-Gafil avlanmak.

-Arada kalmış olmak, seçim yapmak ve karar vermek konusunda güçlük çekmek.

-Bir ilişkide kararsızlık yaşanan durumlar, ayrılmak isteyip ayrılamama.

Ayak Kemiği Çıkıntısı

Ayak başparmağının hemen yanında çıkan kemiğe denilmektedir.

-Anne ile ilgili yaşanan çaresizlik.

-Otoriter anneye boyun eğmek zorunda kalma.

-Otoriter anneye karşı gelmek isteyip bunu başaramamak, evlatları için endişelenen annenin çatışması.

Ayak Mantarı

-Anayurttan kovulma, sürgün anısı.

-Kirli/pis bir şeye basma. (Bazen sembolik olarak.)

-"Annemi çirkin şeyler yaparken gördüm."

-Anneden aniden ayrılma, kopma, annenin ölümü, anneyle ilgili telaşlanma.

Ayak Parmakları

-Başparmak: Anneyi ve egoyu temsil eder. Anne otoritesi, anneyle ilişkide gelgit yaşamak özellikle tırnak batması sebebidir.

-İkinci parmak: Kardeşlerle ilgili değersizleşme hissi bu parmağı etkiler.

-Üçüncü parmak: Zevk ve cinsellikle ilgili çatışmalar.

-Ortaklık, ittifak, evlilik, kardeşler arası problemler ve sorunlar karşısında etkilenir.

-Serçeparmağı: Aile sırları ile ilgili çatışmalar. Bu parmakta tırnak çok küçük veya yok ise aile içinde yer edinememe çatışmasına bakılır.

Ayak Tabanı Yanması

-Anne veya partner ile ilgili büyük öfke.

-Gitmek istenmeyen bir yere gitmek zorunda kalmak.

-"Hayatım istediğim yönde gitmiyor, gitmek istediğim yöne gitmek için harekete geçemiyorum."

-Yapılması istenen hamlenin bir türlü yapılamaması.

Ayak Tırnak Batması

-Anneyi hem sevmek hem de ona çok sinirlenmek.

-Anneyle büyük çatışma.

-Öfkeyi bastırmak zorunda olmak (bıçağını kınına sokmak zorunda kalmak).

-Bebekte ise P/A dönemi annesiyle sorun yaşayan ebeveynin çocuğa aktarılmış kodu.

Ayakların İçe Basması

-P/A döneminde annesi otoriter bir anne yüzünden istediği hayatı yaşayamayan ebeveyn, çok otoriter bir annenin varlığı.

-Üst soylardaki taciz ve ensest anıları alt soylardaki çocuğun ayağının içe basma programını başlatabilir.

-P/A döneminde istemediği halde şehir değiştiren veya gittiği şehre/bölgeye adapte olamayan ebeveynin çocuğuna aktardığı çatışması.

-P/A döneminde iki kişi arasında sıkışıp kalan ebeveynin çatışması.

B

B12 Vitamini Eksikliği

-Aile içinde yaşanan değersizlik hissi, ailede sözünü dinletemeyen kişinin çatışması.

-Ailede uygulanan yasaklar yüzünden kişinin istediği okula, işe girememesi, istediği evliliği yapamaması.

-Genellikle evde en büyük kardeşlerin otoritesine maruz kalan küçük kardeşlerin çatışması.

Bacaklarda Toplardamar Problemi

-Çok ağır gelen yük ile ilgili çatışma, kişinin kapasitesinin üstünde çalışmak zorunda kalması.

-Sol Baldır: Bebeklikte evin dışında çalışan anne çatışması, anneyle yeterince temas sağlayamama, annenin yalnız bıraktığı çocuk.

-Sağ Baldır: Sorumluluk almayan kocanın, dibe batmaya sebep olan çatışması. Babanın yokluğu, evi terk etmesi, aileyi yüzüstü bırakması.

-Partner veya sevilen biri tarafından terk edilme, ihmal.

Bademcik İltihabı/Tonsillit

Vücuda giren bazı mikroplar, tonsillerin bu etkisine rağmen yok edilemez ve tonsillerde çoğalarak tonsillerin iltihaplanmasına neden olurlar. Tonsillerde büyümeye, kızarmaya, bazen tonsiller üzerinde iltihap birikmesine neden olurlar. Bu duruma bademcik iltihabı (tonsilit) adı verilir.

-Anneden sevgi ve ilgi arayışı, P/A döneminde bebeğin anne ile yeterli temasının olmaması.

-Yutulması gereken şey ya da mesele ile ilgili çatışma.

-"Söyleyeceklerimi yutmak zorundayım." Otorite karşısında susmak, bazen düzeni bozmamak için sözlerini yutmak zorunda olmak.

-Avı yakalamaktan emin olamama.

-İstediği notu veya aferini bir türlü alamayan çocuğun çatışması.

Bağdokusu Kanseri/Leiomyosarkom /Yumuşak Doku Kanseri

Leiomyosarkom (LMS), sarkom olarak adlandırılan yumuşak (bağ) doku kanserlerinin %5-10'unu oluşturan nadir kanserlerden biridir. Araştırmalar leiomyosarkomların düz kas hücrelerinden kaynaklandığını göstermektedir.

-Lokmayı sindirememe, güçsüzlük ve pasiflik eğilimi hâkimdir.

-P/A dönemi aldatılma anısı, hissedilen değersizlik.

-Kendini savunmadaki yetersizlik, kişinin kendine güvenmediği, güçsüz hissettiği durumlar.

-Aile tarafından dışlanma, yok sayılma, önemsenmeme.

Bağırsak Divertikülü

Divertikül, sindirim sisteminin iç yüzeyinde oluşabilen küçük, şişkin keselere denir. En sık olarak kalınbağırsağın alt kısmında yer alırlar. Divertikül özellikle 40 yaşından sonra yaygındır ve nadiren sorunlara sebebiyet verir. Divertikülün varlığı divertiküloz olarak bilinir.

-Affetmenin, sindirmenin imkânsızlığı çatışması.

-Kişinin kendine olan öfkesi.

-Kendini aşırı baskı altında hissedip öfkelenme.

-Anneyle ilgili yaşanan değersizlik.

Bağırsak Düğümlenmesi

Bir bağırsak kısmının diğer kısım içerisine teleskop gibi kayarak girmesi sonucu oluşan ciddi bir bağırsak tıkanıklığıdır. Yiyecekler bağırsakların içinde ilerleyemez. 6-9 aylık bebeklerde en sık ve ciddi bağırsak tıkanıklığı nedenidir.

-Çocuğunu besleyememe korkusu olan anne, çocuğunun sağlığı için endişelenen anne.

-P/A döneminde düşük, kürtaj, dış gebelik anısı.

-Üst soylarda annenin ihmali yüzünden ölen bir çocuk var mı?

Bağırsak Gazı/Kolik

-Ayrılmak isteyip ayrılamama, kişinin ayrılmak zorunda kaldığı bir ilişki.

-Kişinin sindiremediği kirli bir olayı içinden geçirip atamama.

-Yanlış anlaşılma, affetmekte zorlanma, saygısızlığı affedip geçmişte bırakamama, güçsüzlük çatışması.

-Huzursuzluktan bir an önce kurtulma, özgürleşmek isteme.

-Zehirli gaz anısı.

Örnek: Kadının 40 yaşında birden bağırsaklarında gaz birikmeye başlıyor ve bu durum sosyal olarak onu çok rahatsız ediyor. Geçmişe bakıldığında evlerinde kırılan bir borudan gaz sızması sonucu ağabeyinin öldüğü anlaşılıyor. Babasıyla aynı düzlemde olan kız, babasının 40 yaşındaki çatışmasını alıyor.

Bağırsak Kanseri/Kolon Kanseri

Yaklaşık 1,5 metre uzunluğunda olan kalınbağırsağın iç yüzeyinde oluşan kanserlere kolon kanseri adı verilir. Bu kanser türü kalınbağırsağın iç yüzeyini örten tabakadaki hücre ve hücre topluluklarının kontrolsüz büyümesi ile ortaya çıkar.

-Aşağılık, rezil, iğrenç, pis bir davranışın yarattığı çatışma.

-Sindirilemeyen anlaşmazlık.

-İğrenç, çürümüş pis bir şeyin çatışması. (Kokmuş bir ceset görmek vs.)

-Kolondan anüse indikçe, olayın pislik boyutu artar.

Örnek: Adamın iş ortağı büyük bir parayı zimmetine geçiriyor. Bunu yapan adam toplumda çok güvenilir bir adam olduğu için kimse bu duruma inanmıyor. Bu ikiyüzlülük karşısında mağdur olan adam kolon kanseri geliştiriyor.

Bağırsak Kurdu/Tenya

Bağırsak solucanı; Ascarididae familyasının bir üyesidir. Omurgasız olan bu canlı, incebağırsağa yerleşerek enfeksiyona neden olur. Karın ağrısı, ishal ve kusma yapar. İlaçla tedavi edilir. Asalak olarak yaşar ve silindirik yapıdadır. 35 cm uzunluğa ulaşabilir.

-Anneyi memnun etmek için baskı altında temizlenme çatışması.

-Aşırı titiz bir annenin çocuğuna kodladığı çatışma.

-P/A döneminde çocuğa aşırı bağımlı, koruyucu anne-babanın aktardığı kod.

Bağışıklık Sisteminin Düşük Olması

-Her iki ebeveyn de hamileliği kabul etti mi? Sürpriz bir hamilelik miydi?

-Hamilelik ile ilgili anne-baba arasında sorun yaşandı mı?

-Cinsiyet beklentisi ile ilgili hayal kırıklığı oldu mu?
-Hamilelikte bebeği aldırma düşüncesi oluştu mu?
-Doğum anında bebeği beğenmeyen bir ebeveyn veya akraba var mıydı?

Balgamlı Öksürük

-"Saldırganı, otoriteyi reddediyorum."
-Alanındaki kısıtlamaları, yabancıyı, başkalarını kabul edememe, tolere edememe, reddetme.
-Bazen ilgi arayışıdır, etraftakilerden yardım isteği, derdini anlatamayan kişinin içine attığı çığlığıdır.
Örnek: Eşi Alzheimer hastası olan adam bakıcı tutmak zorunda kalır ancak evdeki bütün eşyaların yeri değişir ve bu durumdan rahatsız olur. Kuru öksürük başlar. Çatışma çözülünce öksürük geçer.

Bartholin Kisti

Cinsel uyarılma ile aktif hale gelen bartholin bezleri normalde fark edilecek boyutta değildir. Bezler uyarılma sonucunda oluşturduğu salgıyı vajinaya salamadığı durumda bartholin kisti oluşur.
-Kadının yaşadığı ilişkiden utanç veya pişmanlık duyması.
-Toplum tarafından ayıplanan bir ilişkide olmak, gizli bir yasak aşk.
-Aşırı baskıcı bir ailenin kızı cinselliği ilk deneyimlediğinde bu durumu yaşayabilir.
-Aşk hissetmediği kişiyle cinsel deneyim yaşayan kadın.

Basen Bölgesinde Yağlanma

-Kıtlık zamanı hayatta kalmak için rezerv oluşturma
-İhmal, terk edilmişlik, yeterince fiziksel ve duygusal olarak beslenememe.

-Bölgeye yapılan bir taciz veya ensest teması.

-Anneyle çatışma, annenin otoritesine karşı kadının isyanı, öfkesi. Babasına karşı annenin ezici otoritesini reddetme, babayı korumaya çalışma.

Örnek: Ailesinin karşı çıkmasına rağmen boşanma kararı alan kadın desteksiz kalır, yapayalnız kaldıktan bir yıl sonra basen bölgesinde yağ depolamaya başlar.

Basur/Hemoroid

-Hemoroid kimlik çatışması ile ilgilidir.

-"Kadın olarak yeterince değer görmüyorum."

-"Annem için kimim ben, annem bir erkek mi bekliyordu ve ben kız olarak doğdum?"

-Hayır demeyi başaramama çatışması.

-Kendine ait alanı belirleyememe, düzenleyememe çatışması.

-Kimden ayrılmadınız, içinizden atamadınız?

-"Annem tarafından onaylanmıyorum."

Örnek: Sözleşmesi devam ettiği halde evden çıkarılması istenen kiracı, kışın ortasında ailesi için uygun bir ev arayışına girer, hemoroid gelişir. Bu durumun sebebi anlatıldığında iki gün içinde iyileşir.

Baş Ağrısı/Sefalji

Gerilim tipi baş ağrıları başın etrafını saran bir ağrı olarak tanımlanır.

-Baba ile ilgili yaşanan gerginlik. Baba yüzleşmesi iyi gelir.

-Kişinin kaldırabileceğinden çok daha fazla sorumluluk alması.

-Bir çocukta görülürse, baba bebeği aldırmak istemiş olabilir. P/A döneminde babasıyla sorun yaşayan ebeveyn kimdi?

Bebekte Ağlama Nöbetleri

-Soy klanında aniden kaybedilen bebek.

-Bitirilmemiş yas.

-P/A döneminde ebeveynlerden birinin yaşadığı kayıp veya ayrılık.

-P/A döneminde düşük, kürtaj, kaybedilen tüp bebek, dış gebelik anısı.

Bebekte Gaz Sancısı

-Annenin veya babanın hamilelik süreci ve öncesi dönemde hazmedemediği olaylar.

-Ebeveynlerden birinin hamilelik dönemi veya öncesinde kendini sevilmemiş hissetmesi.

-Hamilelikte ihtiyaçlarının karşılanmadığını düşünen annenin çatışması.

-Hamilelik dönemi veya öncesinde sevilen birinin kaybı.

Bebekte Sarılık/Yenidoğan Sarılığı

Yenidoğan sarılığı ya da bebek sarılığı, yeni doğmuş bebeklerde kanlarındaki bilirubin miktarının artması neticesinde görülen bir çeşit sarılıktır. Doğumdan sonraki ilk haftada her doğan bebeğin kanında az veya çok derecelerde mutlaka bilirubin miktarında artış gözlenmektedir.

-Annenin gebelikte yaşadığı kin çatışmasının tamir fazı.

-"Ayrılma" ile ilgili kin.

-P/A döneminde öfkesini içine atan ebeveynin çocuğa aktardığı çatışma.

Örnek: Doğuma giden anne kayınvalidesi tarafından incitilmiştir. Doğuma gözyaşları ile giren annenin bebeğinde sarılık görülür. Çatışma çocuğa anlatılınca iyileşme olur.

Bebekte Uykusuzluk

-Doğum gece başlamış olabilir.

-Babanın doğumu beklerken uykusunu bastırarak ayakta kalmak için gece yaşadığı direnç çocuğa kodlanabilir.

-Döllenme ile doğum iki ayrı ülkede olursa bebek gece-gündüz kargaşasına girerek gece uyumaz.

-Hamilelik döneminde ebeveynlerin gece yarısı yaşadıkları travma, şok edici haberler.

-Bu durum bebeğe anlatıldığı anda çözüme kavuşur.

Behçet Hastalığı

-İstenmeyen, aldırılması düşünülen, beklenti dışı cinsiyetle gelen çocuğun yetişkin olduğunda ilk ayrılık travmasıyla tetiklenmesi.

-Evliliğinde şiddet gören, cinsel şiddete uğrayan kadının çatışması.

-Çocuğuyla iletişim çatışması yaşayan, ayrılık yaşayan, hayal kırıklığı yaşayan ebeveynin çatışması.

Bel Ağrısı

Dört ana çatışma görülür:

-Hayatının, ailenin direği olmaya yönelik çatışma

-Finansal güvensizlik

-Çocuklarla ilgili duyulan aşırı kaygı

-Cinsellikle ilgili değersizlik

(Ayrıca anne tarafından desteksiz hissetme.)

Bel Fıtığı

-Başkalarıyla ilgili iletişim çatışmaları.

L1

-Güçsüzlük, iktidarsızlık.

-Baba yokluğu veya babanın zorbalığı.

-Seks çatışması, ensest.

L2

-Apandisit çatışmaları (İçinden çıkılamayan kaba ve pis olay.)

-Rezerv kaybı, birikim kaybı

L3

-Safrakesesi, testis, yumurtalıkla ilgili çok derin kayıp çatışması.

-Evlat kaybı, düşük, kürtaj, evlatlık verilen çocuk çatışması.

-Menopoz çatışması (üreyememe).

L4

-"Ben kimseye benzemiyorum, çok değersizim, bende bir gariplik var."

L5

-Partnerle ve cinsel ilişki ile ilgilidir.

-"Annem tarafından desteksiz bırakıldım."

-Sosyal olarak yetersizim, arkadaş, komşu ilişkim zayıf.

L5-S1

-Seks ile ilgili blokaj.

-Cinsel performans çatışması.

-Kapana kısılmış gibi hissetme çatışması.

Bel Kayması

-Hayatta destek alınan kaynağın kaybı.

-Kişinin cinselliği ile ilgili çatışma.

-Değersizlik.

-Evinden uzağa doğru yer değiştirme zorunluluğu olan kişinin çatışması.

Örnek: İcra davası sonucu aile evini boşaltmak ve başka şehirdeki akrabalarının yanına taşınmak zorunda kalan adamın hikâyesi.

Benmerkezcilik/Egosantrizm

Egosantrizm ya da beniçincilik (benmerkezcilik) her şeyi kendine dayandırmak, kendine bağlamak, kendine indirgemek.

-Küçüklüğünde kardeş kıskançlığı yaşayan kişinin çatışması.

-P/A döneminde yeterince ilgi görmeyen hamile kadının çocuğuna aktardığı kod.

-P/A döneminde yaşanan büyük dram, hayatın kurban ve küskün tarafına geçme.

Benler

-Çıkan bölgenin sembolik olarak incelenmesi gerekir.

-Elde, yüzde veya başta oluşursa babanın yokluğu, baba yüzünden aile birliğinin bozulması.

-Kalça, diz ve ayaklarda ise anne veya anne yerine konan kişi ile ilgili yoksunluk çatışması.

-Sırtta ise aile içinde nankörlük yaşanan durumlar.

-Kollarda ise aile içinde yaşanan bir ayrılık çatışması.

-Boyunda ise ailede adaletsizliğe uğrama.

Beyaz Damak/Lökoplaki

Beyaz damak anlamına gelen Lökoplaki hastalığı, ağız içinde yanak, damak, dil ve yutakta meydana gelen bir hastalıktır. Hastalıkta mavimsi ve beyazımsı çıkıntılı ve sertleşmiş bir tabakalaşma söz konusudur. Özellikle yanak ve dilde oluşan beyaz tabakalar, Lökoplaki'nin en belirgin özellikleri arasında gelmektedir.

-Başkalarının ağzında gevelediklerini bilmek isteme.

-Gerçeği söylemek için yaşanan çatışma.

-İstemediği halde sevmediği birine saygı duymak zorunda kalma.

Beyaz Kan Hücresi Eksikliği/Lökopeni

Toplam kan hacminin yaklaşık %1'ini oluşturan beyaz kan hücrelerinin eksikliği tıpta "lökopeni" olarak adlandırılır.

-Kişinin mücadele gücünü tüketen dramlar.

-Yenilikler karşısında savunmasız kalmak, yeniliklerden korkmak.

-Aile bağlarının yoksunluğu, aileden kopma.

-İstenmeyen bebek çatışması.

Beyin Tümörü

-Entelektüel olarak kapasitenin üzerinde çalışma mecburiyeti.

-Babanın beklentilerine cevap vermedeki yetersizlik çatışması.

-Acil çözüm bulma gerekliliği.

-"Blast" içeren bir tümör ise desteksiz kalma ile ilgili çatışmalara bakılır.

-"Mucize bir çözüm bulmak zorundayım."

-P/A döneminde babanın kapasitesinin çok üzerinde çalışma zorunluluğu

Beyincik Sarkması

Beyincik sarkması, beyinciğin alt uç kısımlarının kafatasının boyun kısmında bulunan açıklıktan aşağıya doğru yer değiştirmesi durumudur.

-Yaşanan acı deneyimi kabul edememe, kişinin kendini reddetme çatışması.

-"Hayatın hızına yetişemiyorum, hayatı yavaşlatmak istiyorum."

-Baba tarafından istenmeyen bebek büyüdüğünde ilk ayrılık deneyiminde bu durumu yaşayabilir.

-Kişinin olaylar karşısında kendini yetersiz, yeterince güçlü olmadığını hissetmesi.

Bıngıldağın Geç Kapanması

-Anne hamileliğin belli bir döneminde bebeği aldırmak istemiş olabilir, annenin eş çatışmaları yüzünden "Keşke hamile kalmasaydım!" dediği durumlar.

-P/A döneminde aileye adapte olamayan kadının iki arada bir derede kalması, kalbi ile mantığı arasında sıkışıp kalması.

-P/A döneminde annesiyle eşi arasında sıkışıp kalan erkeğin çocuğa aktardığı travması.

-P/A döneminde gelgit duygular yaşayan ebeveyn, bir ayrılıp bir barışma çatışması çocuğa travma olarak aktarılmış olabilir.

Bilek Ağrısı

-Aracıların, emlakçıların çatışması, iki kişinin arasını bulma çatışması.

-Yeteneklerle ilgili kendine güvensizlik çatışması.

-Grup tarafından bir kenara koyulma veya birini gruptan ayırma çatışması: "Arkadaşlarım beni onların ekibinde istemiyor."

-Babayla iletişim sorunları.

Bilinç Kaybı/Senkop

Kişinin ani ve kısa süreli olarak bilinç kaybı yaşaması ve ardından kısa sürede toparlayıp eski haline dönmesi.

-P/A döneminde ilgisiz hisseden hamile kadının çatışması çocuğa kodlanabilir.

-Çok acı verici bir dram sonrası beynin gerçeği reddetme programı olarak ortaya çıkabilir.

-Sevilen birinin kaybı.

Bitlenme

Bit yaklaşık olarak Phthiraptera takımından, 5.000 türü bulunan kanatsız böceklerdir.

-Çok titiz bir annenin çocuğu ile hissettiği "kirlilik ve dağınıklık" çatışması.

-Çocuğun "temizlik hastası" annesine cevabıdır.

-Aile üyeleri ile temas yoksunluğu çatışması.

-Ebeveynler arası ayrılık ve öfke çatışması.

Blefarit

Blefarit, gözkapağının kenarında, kirpiklerin dışa doğru uzadığı ve arkasında da yağ bezlerinin olduğu bölümde görülen bir hastalıktır. Bu, çok yaygın bir sorundur ve genellikle; cildi yağlı olan, kepek sorunu ya da gözleri kuru olan kişilerde görülür.

-Kirli bir görüntü çatışması.

-Hayata veya birine duyulan kin.

-Birinin terk edilmekten korkması.

Örnek: Eşinin yıllarca yasadışı yollarla para kazandığını sonradan öğrenen kadının bu durumu öğrendiğinde gözkapakları iltihaplanır. Çatışmayla yüzleşince gözkapakları iyileşir.

Boğaz Ağrısı

-Birinin patronuna, öğretmenine, babasına, annesine söylemek istediklerini söyleyememe çatışması.

-Yutulamayan sözler.

-Yasak olan bir şeyin ifade edilmesiyle ilgili yaşanan çatışma.

-Birinin boğazına kadar gelen sözleri geri çekmesi.

Boğmaca

Boğmaca, oldukça bulaşıcı bir solunum yolu hastalığıdır. Hastalık etkeni bordetella pertussis adı verilen bir bakteridir.

-Kendisi veya ailesi için aşırı endişelenen çocuğun çatışması.

-Ölüme yaklaşma deneyimi ya da ölüm korkusu.

-Yeterince ilgi görmeyen, sevgi hissetmeyen çocuğun çatışması.

Borderline

Profesyoneller tarafından değerlendirilmesi gereken bir hastalıktır. Borderline kişilik bozukluğu; kişinin düşünce ve algılama biçiminde, insanlara karşı olan duygularında ve ikili ilişkilerinde problemlere yol açan bir psikiyatrik rahatsızlıktır. Çatışmaları bipolar bozukluk ile aynıdır.

-"Hayat bana dar geliyor, ailem yeteneklerimi kullanmamı engelliyor."

-Hayatı yaşamaya değer bulmayan kişinin yaşadığı büyük hayal kırıklığı anısı.

-Kendini ispat etmeye çalışan bireyin sürekli engellendiğini hissetmesi, bununla ilgili kapana kısılmış hissetmesi.

-Babanın anneye şiddet göstermesi sonucu çocukta gelişebilir.

-Anne-baba yüzleşme çalışması çok iyi gelebilir.

Boyun Omurları

-C1 ile C7 arası: Haksızlık karşısında konuşamama. Sağ taraf sol beyinle ilgili (duygu, öfke), sol taraf sağ beyinle ilgilidir (tehlike, boyun eğme, ilgi arayışı).

C1

-Başlıca dayanak.

-Sürekli dikkat.

-Dil ile ilgili çatışma, kafa derisini ilgilendiren çatışma.

-"Yakınlarım beni dinlemiyor."

C2

-Gözler, sinüs, şaşılık çatışmaları.

-Derin iletişim çatışması.

-Derin bilginin hayata geçirilememesi.

C3

-Dişle ilgili çatışma, ağrıya katlanamama.

-Söylemeye cesaret edememe.

-Estetik ile ilgili değersizlik: akne, çıban, egzama.

C4

-Duyma ile ilgili çatışmalar.

-Ebeveynleri sevişirken duyma.

-Arayı bulmak için taviz verme çatışması.

C5

-Yerinden edilme ile ilgili adaletsizlik.

-"Kalk çabuk orası babanın yeri."

C6

-Ölüm korkusu

C7

-Tiroit (hızlı olmak, yetişebilmek, aciliyet).

-Boyunduruk altında olma çatışması.

C7-T1

-İtibar kaybı.

-Yaşama sevincini kaybetme.
-Bitirilmemiş yas.

Boyun Tutulması/Tortikollis

-Bakılması yasaklanmış bir şeye(bazen sembolik) bakmak isteyip bakamama.
-Entelektüel değersizlik.
-Gelecekle ilgili kararsızlık
-Adaletsizliğe uğrama karşısında kendini savunamama

Böbrek Absesi/Ampiyem

Ampiyem, tıbbi bir terim olarak, bir böbrekte ya da akciğerde oluşan iltihaplanma anlamına gelir. Bu iltihaplanma genellikle bir enfeksiyon sonucu oluşur ve tedavi edilmezse ciddi sağlık sorunlarına yol açabilir. Ağır vakalarda, ampiyem cerrahi müdahale gerektirebilir.

-Duygusal anlamda yaralanma ve bu durumun içinde hissedilen intikam ve öfke duygusu.
-Çok büyük öfke yaşanan durumda bedenin içerideki öfkeyi dışa vurması.
-Kendini ifade edememe.

Böbrek Kanseri

Böbrek kanseri, normal işlevlerini yerine getiren hücrelerin işlev ve şekillerini yitirerek anormal derecede büyümesidir. Her ne kadar ortaya çıkma nedenlerine ilişkin çok kesin bilgiler olmasa da sigara ve obezitenin böbrek kanseri riskini artırdığı bilinmektedir.

-Kar, buz, boğulma, alkol, idrar, süt, yağ ile ilgili yaşanan sıvı çatışması.

-Sel, su baskını ile ilgili çatışma.
-Alanını kaybetme çatışması.
-Alanını işaretlemedeki zorluk.
-Gelecek ile ilgili duyulan kaygılar.

Böbrek Kanseri/Böbrek Parenkiması

Böbrek kanseri, normal işlevlerini yerine getiren hücrelerin işlev ve şekillerini yitirerek anormal derecede büyümesidir. Her ne kadar ortaya çıkma nedenlerine ilişkin çok kesin bilgiler olmasa da sigara ve obezitenin böbrek kanseri riskini artırdığı bilinmektedir.

-Kar, buz, boğulma, alkol, idrar, süt, yağ ile ilgili yaşanan sıvı çatışması.

-Sel, su baskını ile ilgili çatışma.

-Alanını kaybetme çatışması.

Örnek: Bir sütçü, arabasını kaza ile devirir, bütün sütler yere dökülür. Patronu tarafından her gün azar işitir, 3 ay sonra böbrek parenkimasında kanser gelişir.

Böbrek Kanseri/Renal Pelvis

-Alanını işaretlemedeki zorluk.

-Gelecek ile ilgili duyulan kaygılar.

Örnek: Geç yaşta evlenen varlıklı bir adam kadınla anlaşamayıp boşanıyor ancak kadın bir şekilde hileyle adamın malını üzerine geçiriyor. Ardından adamda renal pelvis kanseri başlıyor.

Böbrek Reflüsü

Böbrek reflüsü (vezikoüreteral reflü), mesaneden böbreklere idrarın geri kaçmasıdır.

-"Annem tarafından alanım gasp edildi. Annem var olmama izin vermiyor."

-Kişinin annesi tarafından çok ağır eleştirilmesi, annenin çok otoriter olması.

-"İstediğim eve sahip olamadım." Bir ömür çalışıp kişinin bir türlü istediği gibi bir eve veya işyerine sahip olamaması.

Böbrek Taşı

Böbrek taşları, böbrek kanalları içerisinde oluşan mineral içerikli sert kitlelerdir. Taşların oluş nedeni ve mekanizması bilinmemektedir. Taşlar, doğuştan idrar yollarında anomali bulunan, ailesinde böbrek taşı hikâyesi olan, sistemik hastalıktan (gut vb.) mustarip kişilerde sık görülür.

-Topluluktan ayrı düşme, hayatta kalma programı.

-"Alanımı, toprağımı korumak için su tutuyorum."

-Otoriter bir annenin kişinin hayatına müdahalesi.

-Kişinin kendini "sudan çıkmış balık" gibi hissettiği durumlar.

Böbrek Yetmezliği

Böbrek yetmezliği, böbrekler kandaki atıkları yeterince filtreleme yeteneğini kaybettiğinde ortaya çıkar.

-Kişinin elindekini kaybetmekle ilgili yaşadığı ve sindiremediği çatışmalar.

-Aniden iflas etme, bir anda güvencesiz kalma.

-Hayatın içinde kişinin kendine alan bulamaması, evde kendine ait bir odanın bile olmaması, yaşlılıkta çocuklarıyla birlikte yaşayan kişinin alan çatışması.

Böbrekte Kaliks Sorunları

Böbrekte üretilen idrar kanalcıklardan küçük odacıklara (kaliks) aktarılır. Bu odacıklardan da böbreğin pelvis denilen ana havuzcuğuna aktarılır. Böbrek içinde alt, orta ve üst kısımda kaliksler böbreğe dağınık haldedir. Taşlar da bu odacıklar içinde bir veya birçok odacık içinde olabilir.

-Fikirler, düşünceler ve stratejiler ile ilgili çatışma.

-Topluluktan ayrı düşme çatışması, terk edilme anısı.

-Gelecek ile ilgili büyük kaygı yaratan durumlar.

Böbrekte Toplayıcı Tubüller

-Savaş mağdurlarının, mültecilerin "Artık hiç kimsem yok!" çatışması.

-Bütün referans noktalarını kaybetme çatışması.

-"Dünyayı ayaklarımın altından çektiler."

-Terk edilme.

Bronkopnömoni

Bronkopnömoni, akciğerlerin farklı loblarında yamalar biçiminde oluşan iltihap ile karakterizedir.

-Kişinin kendini kapana kısılmış hissetmesi.

-Adaletsiz bir şekilde yargılanma.

-Hayatta ilerleyememekle ilgili kişinin en çok kendine duyduğu öfke.

Bronşektazi

Bronşektazi (bronş genişlemesi), bronşların doğuştan ya da sonradan "geri dönüşsüz" biçimde genişlemesidir. Bronş genişlemesine, çeşitli biçimlerde ve bronş ağacında değişken yaygınlıkta rastlanabilir. Doğumsal olduğu kadar, bronşlara yerleşen enfeksiyon etkenlerinden de kaynaklanabilen geri dönüşsüz bir bozukluktur.

-"Kendi alanımda tehdit ediliyorum."

-"Alanımda çok fazla insan var, alanımı genişletmek istiyorum."

-"Kendi alanımda boyun eğmek zorunda kaldım."

-Aile içinde kısıtlanma.

Bronşit

Bronşit, akciğerlerinize giden bronşiyal tüplerin (bronşlar) iltihaplanması veya şişmesidir. Bronşit, akut veya kronik olabilir. Akut bronşit genellikle soğuk ya da başka bir solunum yolu enfeksiyonundan kaynaklanır ve çok yaygındır.

-Tamir fazında ortaya çıkar.

-Kişinin kendi toprağındaki tehdit.

-Alanındaki korku çatışması.

-Tartışmalar, eleştiriler, aile içi saldırılar.

-Başkalarının gözünde küçük düşme çatışması.

-Kaçamayacak ya da saldırıya geçemeyecek olma korkusu.

Bronşiyal Astım

Havanın akciğerlere girip çıkmasına izin veren pasajlar olan bronşiyal tüplerin iltihaplanması ve tıkanmasıdır.

-Kişinin alanında korku hâkim ise ortaya çıkabilir.

-Anne-baba çatışması ve şiddete tanık olan çocuk.

-Çocuk odasında bir gölge görüyor, hayalet sanıyor, nefesi tutuluyor bu hastalık başlıyor.

-Bazen anne hamile iken yaşadığı büyük korku (hırsızla yüz yüze gelmek gibi) doğan çocukta bronşiyal astım geliştirir.

Brusella

Brusella; hayvanlarda ve insanlarda hastalığa neden olabilen, hayvanlardan elde edilen pastörize edilmemiş süt ve süt ürünleriyle çiğ etlerin tüketimi ve enfekte hayvanlarla temasla kişilere bulaşabilen bir bakteridir. Brusella bakterisinin insanda meydana getirdiği enfeksiyon hastalığına ise bruselloz adı verilir.

-Anne veya eşle ilgili engellenme yaşanması, kişinin potansiyelinin engellendiği durumlar.

-Kişinin bir ilişkiyi idare ederken sürekli daha çok zorlanması, kendini partnerine anlatamaması.

-Emzirme döneminde çocuk memeden yeterince süt alabildi mi? P/A döneminde annesi ile sorun yaşayan ebeveyn kimdi? (Bazen kayınvalide)

Buerger Hastalığı

Buerger hastalığı, tütün kullanımı sonucunda kol ve bacaklardaki damarların iltihaplanması ya da şişmesiyle ortaya çıkan damar tıkanıklığı hastalığıdır.

-Kolları etkilediyse ayrılık karşısında hissedilen çaresizlik duygusuna bakılmalı.

-Bacakları etkilediyse gelecekle ilgili çaresizlik hissedilen durumlar.

-Eşiyle annesi arasında kalan kişinin yaşadığı çaresizlik duygusu.

Buğday Alerjisi

-Anne sütünden mamaya geçiş çok hızlı olmuşsa çocuk bunu ayrılık olarak algılayabilir, buğday alerjisi geliştirebilir.

-Bebek diş çıkarmadan sütten kesilmişse alerji başlayabilir.

-P/A döneminde ebeveynlerden birinin aileden ayrılma, uzaklaşma, dışlanma çatışması.

-P/A döneminde ekmek veya buğdayların olduğu bir ortamda ayrılık çağrıştıran bir olay yaşandı mı?

Bulaşıcı Hastalıklar

-Kişinin hayat mücadelesinde yaşadığı zorluklarla ilgili mücadele çatışması.

-Kendini değiştirmek istemek, aynı zamanda bu duruma direnç göstermek çatışması.

-Kişinin bulunduğu konumu reddetme ile ilgili yaşadığı kargaşa.

-Hamilelik dönemi veya öncesinde anne veya babanın bebeğin cinsiyeti veya aldırılması ile ilgili yaşadığı kargaşa.

Bulimia

Yeme-çıkarma bağımlılığının (uzman dilinde bulimia nervoza veya bulimia denir) tipik özelliği, sık sık gelen yeme krizleridir. Bulimia mağduru insanlar, kısa bir zamanda aşırı miktarda kalori alımında bulunurlar.

-Tiksinti oluşturan çatışmalar.

-Otoriteyi reddetme çatışması.

-Açlıkla ilgili bir çatışma, terk edilme ve sütten ani kesilme çatışması. ("Kendimi yoksunluk sonrası yiyeceklere atıyorum.")

-"Yaşamak için gerekli yiyeceklere saldırıyorum."

Bunyon/Halluks Valgus

Ayağın birçok nedenden dolayı şeklinin bozulabileceği bilinmektedir ancak halluks valgus hastalığı en yaygın görülen ayak şekil bozukluğu hastalığıdır. Bu şekil bozukluğu ayak başparmağının (halluks) lateral (yana doğru) sapması olarak tanımlanır.

-"Umutsuzca annemden uzaklaşmak istiyorum, başaramıyorum."

-Çocuklukta, gençlikte yüklenen sorumluluklar (annelik yapmak).

-"Annelik yaptığım kişinin sorumluluğundan kurtulmak istiyorum."

-Bir kişinin evladının sağlığı ile ilgili endişeleri, "Benden sonra ona kim bakacak?" diye sorduğu durumlar.

Örnek: Doğuştan bedensel engelli çocuğu olan anne hayatı boyunca her anını çocuğuyla geçirmek zorundadır. Çocuğu belli bir yaşa geldiğinde bakımevine verir ancak aklı çocuğunda kalır. Ayaklarda bunyon oluşur, ameliyat olmasına rağmen tekrar oluşur. Çatışma çözülünce parmaklar belli bir miktarda düzelir.

Bursit

Bursit, genellikle eklemlerde oluşan ağrılı bir şişlik olarak tanımlanır. Omuz bölgesinde, dirseklerde, dizlerde ve ayaklarda yaygın olarak görülen bursit, oluşan bölgede şişlik, ağrı, renk değişimi gibi belirtilerle ortaya çıkar.

-Genellikle kişinin işiyle ilgili yaşadıklarını ilgilendirir. Hayal kırıklığı, kızgınlık ve bastırılmış bir öfke çatışmasıdır.

-Kollarda ise birine sembolik olarak yumruk atma isteğidir.

-Omuz bölgesinde ise, kapana kısılmış hissetmek, bu durum sağ omuzda ise sıkışmışlıkla ilgili kendine kızmak, sol omuzda ise başkasına kızmak.

-Dirseklerde, istemediği halde bir işi yapmak zorunda kalmak, iki kişi veya iki durum arasında kalmak.

-Dizlerde ise, anneyle öfke çatışması, otorite karşısında direnme veya birinin kaybı ile ilgili çatışmalar. Birine sembolik olarak tekme atma isteğidir.

-Ayaklarda ise anne veya annelikle ilgili çatışmalar. Ayrıca kişinin gitmeyi istemediği halde gitmek zorunda kalması, gitmek isteyip gidemediği durumlar.

Burun Akıntısı

-Tehlike karşısında savunmasız kalmak.

-Kişinin bulunduğu alana kendini ait hissetmemesi.

-Sembolik olarak "ağlamak", kaderine isyan etmek.

-Güçlü görünmek zorunda hissetmek, içindeki acıyı, gözyaşlarını gizlemek.

Burun Eti Şişmesi/Konka Hipertrofisi

Burun içinde yer alan alt burun etlerinin büyümesine konka hipertrofisi denir.

-"Düşmanca gelen bir ortamda yaşayabilmem için kokuyu almamam gerekiyor."

-Kişinin hayatında yaşadığı, havasız kaldığı deneyimler, klostrofobik çatışmalar.

-Tehlikeden kaçamamak, tehlike karşısında savunmasız beklemek, karşı koyamamak.

Burun İçi Polip/Nasal Polip

Nazal polipler, sinüs ve geniz yolundaki mukus zarının iltihaplanması sonucu burun ve sinüs boşluklarını doldurabilen kötü huylu olmayan oluşumlardır.

-"Yaklaşan tehlikenin kokusunu almak zorundayım."

-Klanından dışlanma ile ilgili kaygılar.

-Öfkenin hâkim olduğu düşmanlık, birine düşmanca duygular beslemek, aynı zamanda çok öfkelenmek.

Burun Kanaması/Epistaksis

-"Hissettiğim şeyden dolayı neşemi kaybettim, hayal kırıklığına uğradım."

-"Kendi alanımda veya aile klanımda kötü kokular alıyorum." (sembolik)

-Kötü gidişattan dolayı hissedilen suçluluk duygusu.

-Aile içinde varlığını hissettirmek için varlığını gösterme çatışması.

-"Ben bu aileye ait olmayabilirim, babam gerçek babam mı?"

-Beyin kanamasından ölen atalardan gelen çatışma.

-Ölüm korkusu.

C-Ç

Charcot Hastalığı

Kalıtsal bir hastalık olan Charcot Marie Tooth (Motor ve Duyusal Poli Nöropati), kol ve bacakların distal (uç) kısımlarında yavaş ilerleyen kas güçsüzlüğü ve erimesi, his bozukluğu, derin tendon reflekslerinde azalma iskelet problemleri ile kendini gösteriyor.

-Kendini yetersiz görme ile ilgili çatışmalar.

-Başarmanın yolunu bulmakla ilgili inançsızlık.

"Hayatımda kimseye güvenemem."

-Geçmişle ilgili deneyimlerin pişmanlığı.

-Kendini kapana kısılmış hissetmek.

Cinsel İsteksizlik

-Aşırı tutucu ailede büyüyen bireyin bu durumu suçluluk olarak algılaması.

-Karşı cinse karşı duyulan öfke, karşı cinsi cezalandırma isteği.

-Taciz, ensest anısı.

-Yaşanmış çok büyük hayal kırıklığı.

Coğrafya Dersinde Başarısız Çocuk

-Anne hamileyken hiç tanımadığı, bilmediği bir bölgeye taşınmış olabilir, kendini kaybolmuş hissetme çatışması.

-Hamilelik döneminde anne sevdiği birini uzak bir bölgeye uğurlamak zorunda kalmıştır.

Crohn Hastalığı/İleitis

Crohn hastalığı en basit şekilde, "yemek borusu, mide, ince ve kalınbağırsaklardaki bir veya birkaç bölümü tutabilen, tutulan bölümde kalınlaşma ve ülserlere yol açan bir inflamatuar bağırsak hastalığı" olarak tanımlanıyor.

-"Kendimi başkalarının yanında işe yaramaz, yetersiz, beceriksiz hissederim, el pençe divan durmak zorunda kalırım, bu duruma isyan ederim."

-Sindirilemez kirlilikte bir şeyle ilişkili güçsüzlük çatışması.

-"Ailemdeki bu pisliği sindiremem."

-Bana yapılan şey karşısında güçsüz davrandım, kendimi savunamadım.

-Kişiye yapılan rezil bir şey

Cushing Sendromu/Kortizol Yüksekliği

Cushing sendromu vücutta aşırı miktarda kortizol hormonu üretimi sonucunda ortaya çıkan bir durumdur. Kortizol normalde böbreküstü bezleri tarafından yapılan bir hormondur ve yaşam için gereklidir. Bu hormon kişinin hastalık gibi stresli durumlara yanıt vermesini sağlar.

-"Başkaları ne der?" korkusuyla deneyimlenen, istenmediği halde başkaları için yapmak zorunda kalınan işler.

-Yönünü şaşırmak, hedeflerini kaybetmek ile ilgili çatışmalar.

-Aileye ve yakınlara duyulan öfke ve bununla ilgili her an saldırıya uğrayacakmış gibi tetikte olma.

Cücelik/Nanizm

Her 15 bin çocuktan birinde görülen nadir genetik hastalık nanizm, kol ve bacaklardaki uzun kemiklerin, bazen de kafatasındaki kemiklerin büyüme bozukluklarına sebep oluyor.

-Hamilelik dönemi veya öncesi, anne veya babanın dünyaya çocuk getirmekle ilgili kaygıları. (Dünya tehlikeli bir yerdir.)

-Aynı dönemde insanlara güvensizlik, kendi içine dönme (ana rahmindeki gibi) çatışması yaşayan ebeveynin çocuğa aktarılan kodu.

-Hamilelik dönemi veya öncesi sorumluluktan korkan, ebeveyn olmayı, büyümeyi reddeden anne veya babanın çatışması.

-Ebeveynlerden şiddet görme anısı olan kim?

Cüzam/Hansen Hastalığı

Cüzam hastalığı (lepra), bakteri kökenli bir enfeksiyondur.

-Kişinin sorumluluklarının çok ağır gelmesi, beynin bu durum karşısındaki çözümü.

-Taciz, ensest anısı, kişinin kendini kirlenmiş hissetmesi.

-İletişim çatışmaları, kişinin kendini anlatamadığı durumlar.

-Ayrılık çatışması.

Çekingenlik

-Kişinin kendine sevgi ve saygısını yitirdiği çatışmayı bulun.

-Kendini güvensiz hissetme, garanti altına almak ile ilgili olaylar.

-Yaşanılan bir tartışmada zedelenmiş hissetme.

-Hedefe ulaşamamak ile ilgili anılar, bu durumun tekrar etmesi.

Çene Eklemi Çıkığı

-Otorite karşısında öfkelenip susmak zorunda kalmak.

-Çok büyük utanç duyulan durumlar.

-Anne-baba arasında bağlantıyı kurma ile ilgili çözümsüzlük yaşamak.

-"Başkalarıyla kararlılıkla tartışamam."

-Başkalarının yanında ağzını kapatmak zorunda kalma.

Çene Kilitlenmesi/Trismus

Trismus, mastikatör kasların tonik kontraksiyonu olarak tanımlanır. Geçmişte daha çok tetanostan kaynaklanan etkileri tarif etmek için kullanılır ve kilitli çene olarak bilinirken, son yıllarda herhangi bir nedenle ağız açılmasında meydana gelen kısıtlamaların açıklanmasında kullanılmaktadır.

-"Söylemek istediğimi söyleyemem."

-Bir sırrın saklanması, bu durumla ilgili hissedilen gerginlik.

-Kişinin duygularını bastırmak zorunda kalması.

Örnek: Babası tarafından tacize uğrayan kız yıllarca bu sırrını kimselere söyleyemez, çene kilitlenir. Seans sırasında bu sırrını söylediği anda çenesi açılır.

Çıban

Deride aniden ortaya çıkar, stafilokok denilen bakterinin meydana getirdiği enfeksiyon sonucu oluşan, ağrılı ve mikrobik döküntüye verilen isimdir. Genelde, bakterilerin kıl köklerine yerleşerek çoğalmasıyla oluşur. Ani kızarıklık, şişlik, ağrı ve zonklama hissi oluştururlar.

-Aile içinde baskı hisseden ve durumun nefretini taşıyan kişinin çatışması.

-"Ailem tarafından engellendim, kendimi gerçekleştirmem baskılandı."

-Gerçekleri kabul etmemekle ilgili yaşanan çatışmalar.

-Kişinin içinde biriktirdiği, patlamaya hazır duygular.

Çıkık

Çıkık, eklemlerin yaralanmasıdır (iki veya daha fazla kemiğin bir araya geldiği yer). Çıkıklar genellikle bir eklem beklenmeyen veya dengesiz bir etki yaşarsa ortaya çıkar. Bu ağrılı yaralanma, ekleminizi geçici olarak deforme eder ve hareketsizleştirir. Çıkık omuzlarda ve parmaklarda en yaygın olanıdır.

-Bir şeyi yapma sorumluluğundan kurtulma isteği.

Örnek: Basketbol takımında oynayan genç çocuk ceza olarak şınav çekme cezası alır. Bu durumdan kurtulmak için başkasını suçlayarak cezadan kurtulur, omzunda çıkık oluşur.

Çikolata Kisti/Endometriyozis

Endometriozis, rahim içini döşeyen endometrium tabakasının rahmin dışındaki başka bir bölgede büyümesi sonucu gelişen ve sıklıkla ağrılı seyreden bir hastalıktır.

-"Çocuğum için uygun bir evim yok." Kadının çocuğunun yaşayacağı ev konusunda hissettiği endişeler.

-"İyi bir anne değilim, çocuğuma iyi bakamam." Anne olmaya hazır olmayan kadının çatışması.

-Evlatlık verilme, düşük, kürtaj anıları.

Örnek: Uyuşturucu bağımlısı kadın hamile kalır ve düşük yapar, hayatında ilk defa anneliğini sorgular ve çikolata kisti geliştirir.

Çilek Alerjisi

-Hayal kırıklığı, nefret ile ilgili çatışmalar. Çocukta var ise anne hamileliğinin çatışmaları olarak kodlanmıştır.

-P/A döneminde ortamda çilek varken deneyimlenen ayrılık çatışması.

-P/A döneminde annenin birinde gördüğü derideki lekeyi iğrenç bulması.

-P/A döneminde aile üyelerinden birine duyulan kızgınlık.

Çiller

Çil (ephelis), beyaz derili insanlarda çok sık karşılaşılan, pigmentli, birkaç milimetre çapında, açık kahverengi-kırmızımsı minik lekelerdir. Genellikle sarışın veya kızıl saçlı çocuklarda görece sık görülen melanin pigmenti birikimidir. Özellikle güneşte kaldıklarında daha sık görülür.

-Kendini suçlu ve kirlenmiş hissetme çatışması.

-İnsanların hayatında yer edinememek ile ilgili olaylar.

-Beklentilerin gerçekleşmemesi ile ilgili olayların yarattığı hayal kırıklığı.

Çocuk Felci

Çocuk felci (poliomyelit) poliovirüs denen bir virüsün sinir sistemine saldırması sonucu oluşan bir hastalıktır.

-Hamilelik dönemi veya öncesinde anne veya babanın hareket edemediği, kurtulamadığı çatışmalar.

-Acil yapılması gereken ama bir türlü yapılamayan işlerle ilgili çatışmalar.

-Hamilelik dönemi veya öncesinde terk etme, terk edilme ile ilgili korkuların yarattığı gerginlik.

Çocukta Özsaygı Eksikliği

-Çocuk doğduğu anda kendisine aile veya doğum ekibi tarafından yöneltilen ilk bakış, temas, söz çok önemlidir. Bebek beğenilmediğinde bunu hisseder, özsaygıyı kaybeder. Bu durum bebeğe anlatılınca düzelme olur.

-Doğum sırasında hastane ekibinin anneye kötü davranması, otoriter bir doktor veya personel tarafından aşağılanma.

-P/A döneminde hakarete uğrayan, güveni kırılan ebeveynin çocuğuna aktardığı çatışma.

Çocukta Peltek Konuşma

-Bebeğin dışarıdaki tehlike yüzünden anne karnına dönme isteği.

-Anne ile bütünleşme isteği.

-Doğumdan sonra işine dönmek zorunda kalan annelerin çocuklarının çatışması.

-"Doğum yapmak için kötü bir dönem" diye düşünen annenin bebeğini sembolik olarak karnında tutma isteği. (Pandemi, içsavaş, finansal zorluklar vs. sebebiyle.)

Çocukta Utangaçlık

-Hamilelik dönemi veya öncesinde anne veya babanın değersizlik ve özgüven eksikliği hissi.

-Aynı dönemde yapılan hatalarla ilgili küçük düşme, alaya alınma çatışması.

-Ebeveynleri veya öğretmeni tarafından çok eleştirilen çocuk.

-Akran zorbalığı çatışması.

Çoklu Gıda Alerjisi

Kişinin, yumurta, yerfıstığı ya da süt gibi birden çok ve birbirinden ilgisiz görünen besinlere karşı alerjisi olmasına verilen isimdir.

-Kişinin çok sevdiği, çok istediği bir şeyden veya bir kişiden ayrılmak zorunda kalması. Bu durum çocuklarda ise P/A döneminde ebeveynlerin çatışmasıdır.

-Yeni bir düzene, yeni bir şehre, yeni bir ülkeye girildiğinde yaşanan gelecek kaygısı, korku P/A döneminde bebeğe yüklenmiş olabilir.

-P/A döneminde sofrada yemek yerken kişinin aldığı üzücü, ayrılık çağrıştıran bir haber çocuğa bu durumu kodlayabilir.

-Yine P/A döneminde kişinin bir anda sürpriz bir şekilde elindekileri kaybetmesi: "Hayatı ayağımın altından çektiler."

Çölyak Hastalığı

Çölyak hastalığı; besinlerdeki buğday, arpa ve çavdarda bulunan glüten adlı bir proteine karşı hassasiyet ile ortaya çıkar. Bir bağışıklık sistemi hastalığıdır ve her yaşta görülebilir.

-Sütten ani kesilme çatışması.

-Annenin hamilelikte birden sigarayı bırakması.

-Soyağacında ekmekçilik, değirmencilik, tahıllar ile ilgili hikâyeler.

-Sperm yutma, P/A döneminde istenmeden yapılan oral seks anısı.

Örnek: Aile mesleği ve kendi mesleği fırıncılık olan adamın eşi hamileyken, fırında işler kötüye gidiyor. Bu çatışmayı fırında derinlemesine hissediyor. Doğan çocuk bu çatışmanın koduyla çölyak hastası oluyor.

D

Dağ Hastalığı

Yüksek rakıma çıkan kişileri özellikle kayak severleri tehdit eden bir hastalık olarak bilinir. Dağ hastalığı, aniden gelişir ve kalbi olumsuz etkiler.

-Yeniliklere açık olmamak.

-Hayatın kontrolden çıktığını hissetmek.

-Güvenli olmayan yeniliklere kapalı olmak.

Dalak Büyümesi

-"Treni kaçırdığıma, karşıma çıkan güzel fırsatları değerlendiremediğime, hayatta hiçbir başarı gösteremediğime inanıp kendime kızarım."

-Aile içinde yaşanan çatışmalar, mücadeleler (kanım, ailem bozuk) çatışması.

-Tekrarlanan kan nakilleri.

Örnek: Kişinin fazla kan kaybettiği bir kaza olmuştur. Bilinçaltı kaybedilen kanı yerine koyma kodu olarak dalakta daha fazla kan rezervi oluşturur.

Damak Kanseri

Damak kanseri, ağız içerisinde görülen büyüme ve yayılma özelliği bulunan bir tümör oluşumudur.

-Yakalanan bir şeyin ağızdan geri alınması. (sembolik)

-Büyük balığı kaçırma çatışması.

Örnek: Yıllarca loto oynayan adam bir türlü rakamları tutturamaz. Hayatında ilk defa oynadığı lotoyu yatırmaz ve rakamlar tutar. Bu durumun çatışması ile damak kanseri geliştirir.

Damak Sorunları

-Yakalanan bir şeyin ağızdan geri alınması. (sembolik)
-Büyük balığı kaçırma çatışması.
-Sevilen birinden ayrılık.

Damar Sertleşmesi/Ateroskleroz

Ateroskleroz, atardamarları (arterleri) etkileyen bir hastalıktır. Yaygın olarak "damar sertleşmesi" olarak adlandırılan arteriosklerozun bir türüdür. Orta boy ve büyük arterlerde görülen "aterom" veya "plak" olarak adlandırılan yapısal bozukluklardan (lezyonlardan) oluşur.

-Bulunan bölge ile ilgili öz değersizlik.

-"Eski tutucu fikirlerimle yaşarım, sevgi ve iletişimi reddederim."

-Evden uzaklaşmak isteyip uzaklaşamama.

-Aile ile ilgili aidiyet çatışması.

Dehidratasyon

Dehidratasyon, en basit şekilde sıvı kaybı olarak tanımlanabilir. Vücudunuzun sıvı kaybına karşı düzenli olarak sıvı almanız gerekir. Vücut, harcadığı kadar sıvı alamazsa dehidratasyon süreci başlamış olur. Dehidratasyon arttıkça terleme ve idrara çıkma azalır, dokular kurur ve sürecin sonunda organlar hasar görür.

Bakılması gereken duygular:

"Hangi tarafım ölmek istiyor? Hangi duygulardan kurtulmak istiyorum?"

"Yaşadığım acı öyle büyüktür ki, çıkış yolu bulamam; ölümü düşünürüm."

-"Başkalarını kaybetmemek için, onların beni sömürmesine izin veririm."

Dekalsifikasyon

Bir dokunun, organın ya da organizmanın kalsiyum içeriğinin ciddi şekilde azalması, kalsiyumun vücuttan fazlaca atılması.

-Kişinin bir olay, durum ya da kişi karşısında büyük kırgınlık hissetmesi.

-Kişinin kendi alanında mahremiyetini zedeleyen durumlar.

-Kişinin yönünü kaybetmiş gibi hissetmesi, aile içinde desteksiz hissetmesi.

-Büyük bir fırsatın kaçırılması sonucu oluşan hayal kırıklığı.

Demineralizasyon

Vücudun fosfor, kalsiyum, sodyum, demir, silisyum, magnezyum gibi minerallerin kaybı yaşaması durumuna demineralizasyon adı verilir. Tırnaklarda oluşan beyaz lekeler bunun habercisidir.

-Kişinin kendini kurban olarak gördüğü durumlar.

-Aile desteği alınamayan durumlar, bazen aile yüzünden engellenme.

-Kaçırılan fırsatlar ve bunun getirdiği hayal kırıklığı.

Demir Eksikliği

Demir eksikliği, vücutta yeterli miktarda demir minerali bulunmadığında ortaya çıkar. Bu, kırmızı kan hücrelerinin (alyuvar) sayısının azalmasına yol açar ve "kansızlık" ya da "anemi" dediğimiz bir duruma yol açar.

-Aile içinde ne yapmanıza izin verilmedi?

-Kişinin bir işi yapma kapasitesi aile tarafından azaltılıyor, engelleniyor.

-P/A döneminde ailesi ile çatışma yaşayan ebeveyn kimdi?

Demir Seviyesi Yüksekliği/Hemakromatozis

Vücutta gereğinden fazla demir birikmesi.

-"Klanımdan daha çok sevgi görmek istiyorum."

-Potansiyelin hayata geçirilememesi ile ilgili değersizlik.

-Aşırı yükü omuzlarına alma çatışması.

-Erkek beklenirken kız çocuk olarak doğmak.

Örnek: Büyük bir ailenin oğlu evlendiğinde bütün aile oğullarının erkek çocuğu olmasını bekler. Baba bu sorumluluğun altında ezilirken bir yandan da erkek çocuğu olmasını arzu eder. Doğan kız çocuğunun kanında demir seviyesi yüksek çıkar, çatışma çocuğa anlatılır ve demir seviyesi normale döner.

Deniz Tutması

Hayatta sindirilemeyen olaylar ve bu duruma sebep olan kişilerle ilgilidir.

-Anneyle ilişkide sorun yaşama, bazen annenin kaybı, bazen annenin terk etmesi.

-Kendini kaybolmuş hissetme.

-Yönünü kaybetme hissi yaratan durumlar, ne yöne gideceğini bilememe.

-Yalnızlık ve ölüm korkusu.

Deniz Ürünleri/Balık Alerjisi

-İyi niyetinizden faydalanılma, kullanılma ile ilgili çatışmalar.

-Kısmetinizin elinizden alınması ile ilgili çatışmalar.

-Balık ve deniz ürünleri eşliğinde deneyimlenen ayrılık çatışması.

-P/A döneminde dolandırılma anısı.

-P/A döneminde annesiyle sorun yaşayan ebeveynin çatışması.

Depigmentasyon

Deri renginin kaybolması depigmentasyon olarak isimlendirilmektedir.

-Yaşanan büyük bir dram sonrası hayatın sembolik olarak renginin kaybolması.

-İhanete uğrama, kendini bununla ilgili suçlama ve hayata karşı güvensizlik.

-Bir kişiyi reddetmek ile ilgili yaşanan suçluluk.

Depresyon

Depresyon sürekli üzüntü halinde olmaya ve zevk veren durumlardan keyif almamaya yol açar.

-Beyne gelen büyük şoklar organlara indirgenemediğinde, beyinde hasar oluşur. Buna hormonal pat denir.

3 yolla deneyimlenir:

-Alan kaybı ve hormonal pat.

-Alanını işaretleyememe ve hormonal pat.

-Alanındaki kişilerle anlaşmazlık ve hormonal pat.

Örnek: Eşi tarafından aldatılan kadın bu durumun sorumlusu olarak kendini görür. "Mükemmel bir kadın olsaydım eşim beni aldatmazdı."

Deri Kanseri/Melanom

Deriye rengini veren melanin adlı renk pigmentleri, melanosit denilen cilt hücreleri tarafından üretilir. Bu hücrelerin kontrolsüz bir şekilde bölünüp çoğalması sonucunda meydana gelen cilt kanseri melanom veya melanoma olarak tanımlanır.

-Bütünlüğe yapılan saldırı, kirlenmiş hissetme.

-Fiziksel bütünlüğün kaybı, ampütasyon, bir uzvun eksilmesi çatışması.

-Baba ile ilgili çatışmalar.

Örnek: Bir adam tehdit edilerek kaçırılıyor. Başına silah dayanan bu adamın tam silahın dayandığı bölgesinde melanom oluşuyor.

Deride Çatlak

-Soyağacında taciz, istismar.

-Küçükken dövülme, tecavüze uğrama, ensest.

Örnek: Ağabey kız kardeşine okuldaki bazı ödevlerini yaptırır. Arada sırada kabul etmediğinde kız kardeşini döver. Bu durumun çatışması ileriki hayatında deride çatlak oluşturur.

Derin Ven Trombozu

Derin ven trombozu (DVT), vücuttaki bir veya daha fazla derin damarda tromboz (kan pıhtısı) toplanmasıdır.

-Baskıcı bir aileden kurtulan kişinin, özgürlüğüne kavuşan kişinin yaşadığı tamir fazında ortaya çıkabilir.

-Ailesine çok düşkün birinin ailenin yükünü alması, ailesini bir araya getirmeye çalışması ve bu sırada yaşadığı kaygı.

-Dayakçı ve otoriter bir ebeveynin veya eşin varlığında eve dönmek istememe, evde bekleyen tehlike karşısında yaşanan büyük korku.

-Aile üyelerinden birinin kaybı.

Dermatit

Dermatit, cildin iltihaplanmasını tanımlayan genel bir terimdir.

-Ayrılık çatışmasının tamir fazıdır. Tensel temasın kesilmesi ile ilgilidir.

-Eski sevgiliden ayrılık sonrası, yeni bir temasın başlamasıyla ortaya çıkabilir.

-Yalnız kalma korkusu çatışması tamir fazı.

-Hamilelik öncesi anne veya baba ayrılığı düşünür, hamilelik haberi alınca vazgeçer, bu çatışma bebeğe kodlanır.

Dermatomiyozit

Erişkin yaşta, çocukluk yaşa göre daha sık görülen, kronik (süreğen) otoimmün (bağışıklık sistemi ile ilgili) bir hastalıktır. Otoimmün hastalıklarda; hastaların bağışıklık sistemi (immün sistemi) kendi vücut hücrelerine ve dokularına saldırır.

-Cilt ve kaslarla ilgili çatışmalar.

-Temas ve ayrılık ile ilgili çatışmalar.

-Güç ve savunma ile ilgili yaşanan değersizlik çatışması.

-Yaşanılan ayrılıkla ilgili pişmanlık, bunu engelleyememekle ilgili yetersizlik.

Dış Gebelik/Ektopik Gebelik

Sağlıklı bir gebeliğin oluşumunda döllenmiş yumurta uterus (rahim) içerisinde endometriyum tabakasına tutunarak buraya yerleşir ve gelişimine başlar. Döllenmiş yumurtanın (embriyo) rahim dışında herhangi bir yere tutunması, dış gebelik veya ektopik gebelik olarak adlandırılır.

-"Çocuğun evde yeri olmayacak."

-"Bu daire çocuk için uygun değil."

-Şiddet altında deneyimlenen cinsel birleşme anısı.

-Eşine güvenmeyen kadının hamile kaldıktan sonra pişman olması.

Örnek: Birbirlerini çok seven çift büyük bir aşkla evlenir, ancak kadın bebek konusunda henüz hazır değildir. Erkek romantik bir gecede kadını ikna ederek hamile bırakır, ancak kadın bundan çok pişman olur. Dış gebelik gelişir.

Dışkulak İltihabı

-"Duyduğum şey beni çok incitti."

-"Duyduğum şey bana ayrılık hissettirdi."

-"Sevdiğim kişinin suskunluğu beni tedirgin ediyor."

Örnek: Kadın çocuğunun arkadaşları ile ilgili bir sorunu olduğunu fark eder bu durumu ortaya çıkarmak için çocuğuna defalarca sorar cevap alamaz. Bir süre sonra kadında dışkulak iltihabı başlar, çatışma ile yüzleşince durum düzelir.

Dışa Şaşılık

-Uzaktaki tehlikeye odaklanmak için, panoramayı genişletmek üzere dışa şaşılık oluşur.

-Aynı zamanda P/A dönemi annenin veya çocuğun ilgi, şefkat arayışı.

-Sarılığı için çocuğa ultraviyole ışını verilirken gözüne bant takılması çocukta bu hastalığı başlatabilir.

Örnek: Bakıcıya emanet edilen çocuk, anne evden gidince evin bahçesinde oynamaya başlar. Ancak bahçe görevlisi çocuğu taciz eder ve hiç kimsenin haberi olmaz; dış şaşılık gelişir. Çocuk bu durumu anlattığında düzelme görülür.

Dışkı Tutamama/Kaka Tutamama

-İhmal edilmiş çocuğun çaresiz çağrısı.

-Hamilelik dönemi veya öncesi zehirlenme anısı çocuğa kodlanmış olabilir.

-Baba ile ilgili çatışma.

-Alanını işaretlemenin en güçlü simgesi, alan kaybı.

-Dışkı yapan yavruyu anne temizlemek zorundadır, anneyi çağırmak. (sembolik)

Örnek: Çocuk 2,5 yaşına geldiğinde anne işe başlar, çocuk kakasını tutamamaya başlar. Bu çatışmanın farkına varan anne çocuğa gece bunu anlatır ve çocuk artık kakasını kaçırmaz.

-Hamilelik veya doğum sonrası anne veya bebeğin zehirlenme anısı.

Dışkı Tutma/Kaka Tutma

-Doğum anında anne ıkınırken dışkıyı kaçırma korkusu yaşamıştır.

-Düşük korkusu. ("Düşük yapmamak için bebeği/ürünü karnımda tutmalıyım.")

-Saklanma, gizlenme, iz bırakmama ile ilgili çatışmalar.

Difteri

Nefes darlığı gibi ciddi şikâyetlere neden olabilen mikrobik bir solunum yolu enfeksiyonu.

-Otoriteye cevap verememe, otorite karşısında sözleri yutma.

-Kendini ifade edememe ile ilgili değersizlik, kendini boğulmuş gibi hissetme.

-Yaşanan tehlike karşısında kendini güvensiz ve savunmasız hissetme.

-Reddedilmekten korkma, kendini sevmeme ile ilgili deneyimler.

Dikkat Dağınıklığı/Dikkat Eksikliği/DEHB

-Epidural anesteziyi veya genel anesteziyi acıdan kaçmak için isteyen annenin çatışması. Ağrı çekmemek için daha fazla uyuşturulmak isteyen anne.

-Otorite karşısında dinliyormuş gibi yapıp dinlemeyen annenin veya babanın çocuğa aktardığı çatışma.

-Otoriter ve sinirli bir öğretmenin veya ebeveynin karşısında çocuğun kendini korumak için bilinçaltında oluşan program.

-Hamilelikte yaşanan düşük tehlikesi.

Örnek: Eşi askere giden kadının hamilelik döneminde ona yardımcı olmak için kayınvalidesi yanına taşınır. İyi biri olmasına rağmen her şeye karışan bir kayınvalidedir. Kadın kayınvalidesini kırmamak için onu dinliyormuş gibi yapıp, gerçekte sadece kafa sallar, söylediklerini ciddiye almaz. Doğan çocukta dikkat dağınıklığı oluşur.

Dil İltihabı/Glossit

-Zorla oral sekse zorlanma anısı.

-Ağız kuruluğu çatışması sonucu görülür. (Dilinle dokunmak istemediğin nedir?)

-Kişinin söylemek istediklerini yutmak zorunda kalması.

Örnek: Hayatındaki erkeği mutlu etmeye çalışan kadın, erkeğin isteği üzerine iğrenerek oral seks yapar ve bir miktar sperm yutar. Yıllarca ağız kuruluğu ve dil iltihabı sorunu olur, bu çatışmayı çözdüğü anda tükürük geri gelir ve dil normale döner.

Dil Kanseri

-Söylemek istenip de söylenemeyenler yüzünden ayrılık çatışması.

-Söylemek istenmeyen ama söylemek zorunda kalınan sözlerle ilgili hissedilen dayatma.

Örnek: Eski bir aktör para kazanmak için hiç beğenmediği bir senaryoda, hiç sevmediği bir rol almak zorunda kalır; istemediği sözleri söyler.

Dilaltı Bezleri

-Lokmayı yakalayamama çatışması.
-Çok şiddetli bir arzuyu baskılamak zorunda kalma.
-Ağzını kapalı tutmak zorunda kalma.

Örnek: Adam karısından boşanmıştır ancak onu hâlâ arzulamaktadır. Çocukları için her bir araya geldiklerinde bu arzusu daha da artar. Sonunda dilaltı kanseri gelişir.

Dilde Mantar

Ağızda veya dil yüzeyinde oluşan bir mantar enfeksiyonu olan pamukçuk, Candida Albicans adlı mantarın neden olduğu bir hastalıktır.

-"Hakkında konuşma iznim olmayan ölmüş kişi kim?"

-Konuştuğu için birinin hayatının altüst olmasına sebep olan kişi.

Dirsek Ağrısı

-İşle, görevlerini başarmayla ilgili çatışma.
-İşleri eskisi kadar iyi yapamama çatışması.
-İstemediği halde bir işi yapmak zorunda kalmak.
-İki kişi arasında kalmak.

Disleksi

Aynı zamanda öğrenme güçlüğü olarak bilinen disleksi, bir bireyin normal zekâ düzeyinde olmasına rağmen dil, okuma ve yazma becerilerinde sorunlar yaşamasına neden olan bir özel öğrenme bozukluğudur.

-Cinsellikle ilgili ters ilişkiler.
-Aileye adaptasyon ile ilgili sorunlar.

-Annenin doğum anında okumayı düşündüğü duayı okuyamaması, unutması.

-Hamilelik döneminde ebeveynlerin arasındaki anlaşmazlık. Anne evet der, baba hayır veya tersi.

-Hamile kalmak ile ilgili çatışmalar. Hamile kalmak isteyip uzun bir süre hamile kalamamak.

-P/A döneminde iki kişi veya durum arasında sıkışıp kalma.

-P/A döneminde eşler arası şiddetli kavgalar, ayrılık çatışmaları, bu dönemde annenin çocuğu aldırmakla aldırmamak arasında gelgit yaşaması.

Örnek: Hamile olduğunu düşünen ve gerçekten hamile olan bir annenin, hamile olmadığı doktor tarafından söylenince çocukta disleksi oluşabilir.

Distoni

Bir hareket bozukluğu hastalığı olan distoni kaslarda istemsiz hareketlere yol açar.

-Üst soylarda yaşanmış bir taciz veya ensest anısı.

-Çocukta görülürse P/A döneminde şiddet anısı, kendini savunamayan ebeveynin çatışması, yaptığı şeyden pişman olan ebeveynin çatışması.

-Yasaklara boyun eğmek zorunda kalan kişinin istemeden kurallara uymak zorunda kalması.

-Anneyle yaşanan büyük çatışma, anne ile iletişimde sorun yaşayan ebeveynin çocuğuna aktardığı travma.

Diş Çürüğü

"Bir şeylerin beni kemirdiğini, benliğimin derinlerinde yıkıldığımı hissederim."

"Bu duygumu ifade etmezsem, iltihap meydana gelir."

-Eğer çürük olan dişe bir dolgu yaptırılırsa, bu dişe ait duygular, kişi farkına varana kadar bedende hapsolur.

-Bir otoriteye karşı hissedilen nefret, pişmanlık, kin.

"Öfkemi ifade etmem yasaklanmış, diş geçirmek istediğim kişiye karşı saygılı olmak zorundayım."

Diş Sıkma/Diş Gıcırdatma/Bruksizm

Bruksizm, uyku esnasında çene hareketlerinin getirdiği davranışlardır. Genellikle uyku esnasında görünürler. Bu durum dişleri sıkma ile kendini gösterir.

-"Ağzımı kapalı tutmalıyım."

-Öfkeyi içinde tutma.

-Saklamak zorunda kalınan sır.

-Söylediği bir şey yüzünden pişmanlık duyan kişinin yaşadığı çatışma.

Diş Taşı/Tartar

-Aile içinde kişinin sözünün geçmemesi.

-Geleceğe dair endişe oluşturan maddi kayıp.

-Otorite karşısında susmak zorunda kalma çatışması.

Dişeti İltihabı/Piyore

Piyore olarak da bilinen periodontitis, periodonsiyumu, yani dişi destekleyen ve çevreleyen dokuları etkileyen bir dizi iltihabi hastalıktır. Periodontitis diş çevresi ilerleyici alveol kemik kaybını içerir, eğer tedavi edilmezse, dişin sallanmasına ve ardından dişin kaybına neden olur.

-Lokmayı ısıramama, yakalayamama çatışması.

-"Ailede sözüm geçmiyor, sözümün bir değeri yok."

-"Kendimi yeterince ifade edemiyorum."

-"Otorite karşısında susmak zorundayım."

Örnek: Emekliliğine çok az bir süre kalan adam artık patronuna tahammül edemiyor. "İşini al başına çal!" demek istiyor ama emekliliğine kadar idare etmek zorunda. Dişetleri kanamaya başlıyor. Bu çatışmayla yüzleşince dişetleri normale dönüyor.

Dişler

Ön Kesici/Santral Diş:

-Anne ve babayı temsil eder, ayrık olduğunda anne ile babanın ayrılığı sebep olabilir.

-Sağ taraf babayı, sol taraf anneyi temsil eder.

-Baba ve anne ile göbek bağını kesmek istemek, özgürlük isteği.

Yan Keser/Lateral Diş:

-Bir anne ve baba ile çocuk arasındaki ilişkiyi temsil eder.

-Sağ lateral diş baba ile ilişkiyi, sol lateral diş anne ile ilişkiyi temsil eder.

-Eksikliği sağ tarafta ise babayla ilişki sorunu, solda ise anneyle ilgili sorun vardır.

Köpekdişi/Kanin Dişi:

-Kişinin algılama ve iletişim ile ilgili dişidir.

-Kendi ihtiyaçlarını sağlamak ile ilgili çatışmalar.

-Anne ve baba ile ilgili iletişim çatışmaları.

-Sağ taraf baba, sol taraf anne ile ilgilidir.

1. Küçük Azıdişi:

-Babadan ve anneden erken dönemde alınamayan sevgi.
-Lösemi çatışmaları ile ilgilidir. (Aile içinde değersizlik.)
-Anne ve babanın erken yaşta terk etmesi.
-Sağ taraf baba, sol taraf anne ile ilgilidir.

2. Küçük Azıdişi:

-Ergenlikte yaşanan özsaygı sorunları.
-Ergenlikten yetişkinliğe geçme dönemi ile ilgili çatışmalar.
-Anne veya babanın ihaneti.
-Sağ taraf baba, sol taraf anne ile ilgili çatışmalardır.

1. Büyük Azıdişi:

-Büyükanne, büyükbabalarla ilgili diştir.
-Üst soyların erken kaybı ile ilgili çatışmalara bakılır.
-Kişinin gelecek planları ile ilgili yaşadığı çatışmalar
-Sağ taraf eril, sol taraf dişil çatışmalarla ilgilidir.

2. Büyük Azıdişi:

-Bu diş geniş aileyi temsil eder. (Amcalar, halalar, akrabalar.)
-Kendini ortaya çıkarma, aile içinde varlığını gösterme ile ilgili çatışmalar.
-Dayı, amca, hala kaybı ile yaşanan çatışmalar.
-Sağ taraf eril, sol taraf dişil çatışmalardır.

Akıl Dişi/Yirmi Yaş Dişi:

-Üst soyların, büyük büyükanne ve büyük büyükbabaların, 3-4 soy üstteki ataların sembolü olan diştir.
-Ergen 18 yaşına geldiğinde hayatın yükünü almayı reddettiğinde bu dişlerle ilgili sorun yaşar.

-Fiziksel bedenle maneviyat arasında bağ kopması ile bu diş gömük kalabilir.

-Sağ taraf eril (baba, dede, büyük büyükbaba vs.), sol taraf dişil (anne, anneanne, büyük büyükanne vs.) ile ilgilidir.

Diyafram Sorunları

-Kişinin kendini bastırmak zorunda hissettiği durumlar.

-Yaşadığı acıyı gizlemek zorunda kalan kişinin çatışması.

-Kişinin yaşadığı hayatı anlamsız, yüzeysel bulması.

Diz Ağrıları

-Hayatınızda taşıdığınız çok ağır bir yük.

-Yükümlülük ve itaat ile ilgili çatışmalar.

-Fiziksel veya spor yapmaya dair değer yitimi çatışması.

-Doğum anında bir kaza oldu mu?

-"Annemin isteklerini yapmak zorundayım, ben anneme mecburum, yoksa beni sevmez!"

Örnek: Üniversite sınavına çalışan çocuğu aşırı baskıcı annesi her yarım saatte bir ders çalışması konusunda uyarır. Bir süre sonra çocukta diz ağrıları başlar.

Dizde Sıvı Kaybı

-Annenin otoritesi, yasakçı bir anneyle yaşanan çatışma.

-Hayatın yükünün ağır gelmesi, alınan yükler karşısında zorlanma, yüklerin altından kalkamama.

-Kaybedilen bir kişinin yasını reddetme, kabul edememe.

-Kendi başına ayakta duramama ile ilgili çatışma.

-Bir ayrılık çatışması sonrası yeniden barışma isteği, bir kişiyle kaybedilen teması yeniden sağlamaya çalışma.

Dizkapağı Ağrısı

-Gelecekle bağlantılı çatışma.
-"Ailem geleceğimi engelliyor."
-Anneyle ilgili yaşanan otorite ve yön çatışması.

Doğum Anındaki Travmalar

-Lavmandan rahatsız olan anne: Doğan çocuk sınav zamanlarında ishal olabilir.

-Zor doğum: Çocuk hayatın geçiş aşamalarında çok zorlanır, sınavlarda bildiği halde başarısız olabilir.

-Doğumda aşırı panik yapan anne: Çocuk kritik anlarda panik yapar, donakalır.

-Suni sancıyla doğan çocuk: Çocuk sürekli başkalarının desteği ile ilerler, sorumluluk almaz.

-Doğum normal başlayıp sezaryene dönmüşse çocuk başladığı işleri bitirmekte zorlanabilir.

-Acil doğum: Çocuk çok hızlı ve düşünmeden karar verebilir.

-Anne acıdan kaçmak için fazladan uyuşturucu veya ağrıkesici istemişse çocukta dikkat dağınıklığı olabilir.

-Kuvöze alınan çocuk: Bu çocuklar terk edilmişlik ve ayrılık deneyimler. Bu çocuklar iletişime çok önem verir ve hassas olurlar.

Doğum Lekesi/Nevus

-Kirlenme, lekelenme çatışması.

-Ayrılık sonucu kirlenme çatışması.

-Çıkan bölgede "yama" gibi kapatılmak istenen bir lekelenme.

Örnek: Hamile kadın sürekli aşağılandığı ve yüzüne hakaret yediği için sembolik bir kalkan oluşturuyor ve doğan çocuğun da yüzünde doğum lekesi oluşuyor.

Doğumda Bebeğin Ters Gelmesi

-Paraşütle atlama ya da baş üstü düşen birini koruyamama anısı.

-"Doğru bir zamanda hamile kalmadım" çatışması.

-Hamile kaldığına pişman olan, eşine güvenmeyen kadının çatışması.

Örnek: Gebeliğin altıncı ayında kocası trafik kazası geçiren kadın, doğum için iyi bir zaman olmadığını düşünür. Bu çatışmayla kodlanan bebek rahimde ters döner.

Doğuştan Kalça Çıkığı

Kalça çıkığı ya da gelişimsel kalça displazisi bebeklerde ve küçük çocuklarda kalça ekleminin düzgün şekilde gelişmemesi sonucunda ortaya çıkan bir durumdur.

-Üst soyda veya annede cinsel taciz.

-Aldatma, aldatılma anısı.

-Ebeveynlerden birinin cinsel anlamda kendini kusurlu hissetmesi.

Dolama/Paronişi

Dolama ya da tıp dilindeki tanımıyla paronişi, toplumda sık görülen deri hastalıklarından biridir. El ve ayak parmaklarındaki tırnakları çevreleyen epidermis dokusunun enfekte olması olarak açıklanabilen dolama, bazı vakalarda tırnak yatağına veya tırnak diplerine de yayılabilir.

-"Bir sırla ilgili sessizliği bozmak istiyorum."

-Sevilen birinin kaybı ile ilgili suçluluk hissi.

Down Sendromu/Mongolizm

Down sendromu bebekteki 21. kromozom çiftinde fazladan bir kromozom bulunması nedeniyle ortaya çıkan bir durumdur.

Dünyada ve ülkemizde 750-1000 doğumda bir görülen Down sendromu; fiziksel büyüme geriliği, karakteristik yüz görünümü ve orta derecede zihinsel geriliğe yol açabilir.

-Annenin ve babanın hamilelik dönemi ve öncesi yaşadığı çatışmalar çocuğa kodlanır.

-Yaşanılan yerin çok tehlikeli bir yer olduğu, çocuk büyütmek için güvenli bir ülke olmadığı inancı.

-Büyümek istememe, çocukluğun çok daha masum olduğu ile ilgili inançlar.

-"Ailemin güvenli limanından ayrılmak istemiyorum."

Dudak Köşesinde Çatlak

-"Söyleyecek çok şey var ama konuşamıyorum, konuşmak yararsız."

-Anne ve babadan duymaya ihtiyaç duyulan güzel sözlerin hiç duyulmaması.

Örnek: Aşırı koruyucu bir ailenin çocuğuna hiçbir konuda fikri sorulmuyor, aile çocuğun yerine kararlar veriyor. Bir süre sonra gideceği okulu bile seçilince çocuğun dudak köşelerinde çatlak oluşuyor. Bu çatışma çözülünce dudak normale dönüyor.

Dudakta Çatlak

-"Sözlerim ne dinlendi ne de duyuldu."

-"Benim sözlerim değersiz, ne diye konuşayım?"

Örnek: Sınıfta cevapları bildiği halde konuşmayı gereksiz bulup cevaplamayan çocuğun dudaklarında çatlak oluşur.

Dudakta Uçuk/Herpes

-Kişiyi kendisi gibi davranmasından alıkoyan reddedilme korkusu.

-"Ben istediğim şeyi elde etmek için yalvarmak zorundayım."

-Ayrılığı kabul edememe, temasın yoksunluğu ile ilgili duyulan öfke.

-Bir ayrılık öpücüğü anısı.

-Zorla öpülme anısı, taciz.

-Sahip olacağına inanmamak ile ilgili ayrılık.

-Cinsel organlarda: Ayrılık sonrası tekrar birleşme, cinsel teması ilgilendiren ayrılık.

Örnek: Evli bir adamla ilişkisi yeni başlayan kadın son bir öpücük özlemi ile acı çeker, ancak adam eşine dönmüştür. Dudaklarda uçuk oluşur, bu çatışmaya çalışınca düzelme olur.

Dupuytren Hastalığı

Dupuytren hastalığı, deri altındaki fasya adı verilen yapının anormal kalınlaşmasıdır. Bu kalınlaşma avuç içinde başlar ve bazen parmaklara kadar uzanabilir. Sert kordonlar ve şişlikler gelişebilir ve bu da parmakların avuç içine doğru bükülmesine yol açabilir. Bu duruma Dupuytren kontraktürü adı verilir.

-Bir şeye tutunmak istemek, o şeyi bırakmak istememek çatışması.

-Yüzükparmağı: Partnerime tutunmak istiyorum.

-Serçeparmağı: Bir sırra tutunmak istiyorum.

-"Değerimi düşürsem de bırakmayı/tutmayı beceremiyorum."

Örnek: Eşinden ayrılan adam bir daha toparlanamıyor. Tekrar barışma isteği defalarca reddediliyor, bir süre sonra yüzükparmağında kalınlaşma başlıyor.

Dürtüsellik

-P/A döneminde temas yoksunluğu çeken ebeveynin çocuğa aktardığı çatışma.

-P/A döneminde otorite çatışması, tepkilerini gizlemek zorunda kalan ebeveyn kimdi?

-P/A döneminde cinsellik çatışmaları, eşlerden birinin kendini doyumsuz hissetmesi: "Ben istiyorum, o istemiyor."

-Doğum sırasında annenin bağırmasının yasaklanması, doğum ekibi tarafından eleştiriye uğraması.

-P/A döneminde yaşanan tehlikeli bir durum, düşük tehlikesi.

Düşük/Abortus

-Katliam sonrası hayatta kalan, kurtulan ataların suçluluk duygusu.

-Ebeveynlerden birinin veya ikisinin hazır olmaması.

-Anne-baba arasındaki anlaşmazlık.

-Doğacak çocuk beklentiyi karşılayacak mı?

-Üst soyda erken ölen çocuk anısı.

-Eşine güvenmeyen kadının ondan çocuk yapmasıyla ilgili yaşadığı kargaşa.

Düşük Tansiyon/Hipotansiyon

Tıbbi olarak hipotansiyon olarak bilinen düşük tansiyon, kan basıncı değerlerinin üst sayı (sistolik) için 90 milimetre cıvanın (mm Hg) veya alt sayı (diyastolik) için 60 mm Hg'nin, yani 9/6 değerinin altında olduğu zaman ortaya çıkan durumdur.

-"Uzaktaki bir alanın kaybına bağlı olarak güçsüzleşmiş hissediyorum, vazgeçiyorum."

-"Mücadele edecek gücüm kalmadı, yapamayacağım."

Örnek: Karısından ayrılmak isteyen adam evi terk eder. Karısı bir süre adamı ikna etmeye çalışır, ancak adam şehir değiştirince kadın çaresiz hisseder ve hipotansiyon başlar. Çatışma ile yüzleşince kan basıncı normale döner.

Düztabanlık

-Düztabanlık, ayağın normalde olması gereken iç uzun kavsinin kaybolarak topuğun dışa doğru kayması ile karakterize bir ayak deformitesidir. Düztabanlık denildiğinde genellikle akla çocuk ayağı gelir, fakat düztabanlık sadece doğuştan olan bir durum değildir.

-Anneye temas, kaynaşma isteği.

-Çocuk annesinin sağlığı için endişe ederse bu çatışma olur.

-P/A döneminde annenin şiddet gördüğü durumlar.

E-F

Egzama

Egzama kızarıklık, kaşıntı ve döküntülere sebep olan bir cilt rahatsızlığıdır. Her yaş grubunda görülebilir ve oldukça yaygın bir cilt hastalığıdır.

-Ayrılık çatışmasının tamir fazıdır. Tensel temasın kesilmesi ile ilgilidir.

-Eski sevgiliden ayrılık sonrası, yeni bir temasın başlamasıyla ortaya çıkabilir.

-Yalnız kalma korkusu çatışması tamir fazı.

-Hamilelik öncesi anne veya baba ayrılığı düşünür, hamilelik haberi alınca vazgeçer, bu çatışma bebeğe kodlanır.

Örnek: Eşinin aldatması sonucu boşanan kadın yıllarca yalnız yaşar, yıllar sonra anlaşabileceği bir eş bulduğu dönemde egzama başlar.

Eğri Burun/Kırık Burun

-Çocuk ile baba arasındaki duygusal kırılma.

-"Babamın babam olmasından utanıyorum."

-Üst soylarda burun kırılması yaşayan atalarla ilgili kodun çocuğa yüklenmesi.

Eklem Ağrıları

El Bileği:

-Aracıların, emlakçıların çatışması: İki kişinin arasını bulma çatışması.

-Yeteneklerle ilgili kendine güvensizlik çatışması.

-Grup tarafından bir kenara koyulma veya birini gruptan ayırma çatışması.

-"Arkadaşlarım beni onların ekibinde istemiyor."

Diz:

-Gelecekle bağlantılı çatışma.

-"Ailem geleceğimi engelliyor."

-Anneyle ilgili yaşanan otorite ve yön çatışması.

Ayak Bileği:

-Anneyle ilişkide yön çatışması.

-Gafil avlanmak.

-Arada kalmış olmak, seçim yapmak ve karar vermek konusunda güçlük çekmek.

Dirsek:

-İşle, görevlerini başarmayla ilgili çatışma.

-"Eskisi kadar iyi bir usta değilim."

Kalça:

-Cinsellikle ve anneyle bağlantılı çatışmalar.

-Anneye karşı gelme çatışması.

-"Annem kadar acımasız olmak istemiyorum."

-Cinsel performans ile ilgili değer kaybı.

-Cinsellikle ilgili yasaklar ve bu durumdan duyulan utanç.

Eklem İltihabı/Artrit

Vücut tarafından üretilen, eklemlerde meydana gelen iltihabi bir durumdur. Ayak bileği, diz, el bileği vb. eklemlerin iltihaplanması ile birlikte şişme, sertleşmeye yol açan hastalıklar ve eklemlerde ağrı gibi durumlara neden olabilir.

-Değersizlik çatışmasının tamir fazıdır.

-Kişinin çocukları ile ilgili endişeleri.

-Harekete geçmek ile ilgili endişeler.

-İki kişi arasında kalma, bağlantı kurma çabası.

Ekstra Sistol

-Kişinin çok ağır bir sorumluluk altında ezilmesi.

-Babayı hem çok sevmek hem de ona öfke duymak.

-Otoriter bir babaya veya bir erile itiraz edememek.

-Aşk hayatında karşı cinse güvenememek.

Ektropion

Ektropion gözkapaklarının dışa doğru dönmesi ve göz ıslak yüzeyinin kurumasına neden olan gözkapağı şekil bozukluğudur.

-Çok büyük güvensizlik hissettiren deneyimler.

-Ölüme yaklaşma deneyimi, ölüm korkusu.

-Birinin ölümüne şahit olma.

Ekzoftalmi

Ekzoftalmi, göz küresinin gözyuvasından dışarı doğru çıkarak şişkin göründüğü bir durumu tarif eder. Bir veya iki gözü etkileyebilir. Ne kadar şiddetli olduğuna bağlı olarak, ekzoftalmi, kornea kuruluğu ve konjonktivit gibi göz sorunlarına neden olabilir, bu da gözü kaplayan zarın iltihabıdır.

-Tehlike anında kaçabilmek için görsel alanını genişleten avın anısı.

-Tiroit hastalarında görülür; bir şeyi hızlıca gerçekleştirme isteği.

-Zamanı yetiştirmekle ilgili kaygı duyulan olaylar, durumlar.

-Bir yakınının az ömrü kaldığında kişinin yaşadığı dram.

El-Ayak Üşümesi

-El eril enerjiyi, ayak dişil enerjiyi temsil eder, yani anne ile ve baba ile ilişkinin kötü olması sebep olabilir.

-P/A döneminde kendini sevgisiz hisseden, ilgi arayan ebeveynin çocuğuna aktardığı çatışma.

-Anne tarafından yeterince emzirilmeyen, yeterince temas hissetmeyen bebeğin aldığı çatışma.

-Ebeveynlerin P/A döneminde birbirleriyle yaşadıkları çatışma doğan çocuğa kodlanabilir.

El Parmakları

Eller eril çatışmayı, daha çok babayı ilgilendiren uzuvlardır.

-Başparmak: Baba veya bir eril tarafından yargılanma korkusu.

-İşaretparmağı: Tehlike, koku ve otorite ile ilgili çatışmalar.

-Ortaparmak: Taciz, ensest, cinsellik, yasak dokunuşla ilgilidir.

-Yüzükparmağı: Evlilik ve ortaklık ile ilgili çatışmaları barındırır.

-Serçeparmağı: Duyulan şeyden acı çekmek, aile sırları ile ilgili çatışmalar.

Emzirme Sorunları/Memede Çatlak

-Annelik rolünü kabul etmeme, anneliğe hazırlıksız olma çatışması.

-Annelikle ilgili yaşanan hayal kırıklığı, doğum sonrası yaşanan hayal kırıklığı, beklediği ilgiyi alamayan anne.

-Çocuğuna iyi bir anne olamayacağını düşünen annenin çatışması.

-Kadınlıktan anneliğe geçişte ihmal edilen kadının bir taraftan bebeğine iyi bir anne olma çabası, bir taraftan kadınlığın reddi ile ilgili çatışma yaşaması.

-Doğumdan sonra eşinden yeterince ilgi alamayan kadının yaşadığı hayal kırıklığı.

Ensefalit/Beyin İltihabı

Beyin iltihabı tıpta ensefalit olarak adlandırılır. Beyni, beyinciği ve beyin sapını kapsar.

-Kişinin kendini reddetme çatışmasıdır.

-Hayatı kontrol edememekle ilgili yaşanan çatışma.

-Baba tarafından istenmeyen bebek.

-Kendini yetersiz hissetme. (P/A döneminde cinsellikte yetersiz hissetme.)

Eozinofili

Eozinofili, normal eozinofil seviyesinden daha yüksek sayıda eozinofil miktarını tanımlar. Eozinofiller, hastalıklarla savaşan bir tür beyaz kan hücresidir.

-Bir durum karşısında kişinin alarm durumuna geçmesi, sembolik olarak savaş için zırhını, silahlarını kuşanma.

-Ailesi için endişelenen kişinin çatışması, aile üyelerinin geleceği, sağlığı için endişelenme.

-Kişinin yeni bir yaşama, işe veya alana girdiğinde yaşadığı yalnızlık duygusu. Kendi başına mücadele etmek zorunda kalması.

Epifiz Bezi Sorunları

-İlahiyat ve maneviyatla ilgili uzaklaşma çatışması.

-İnancı kaybetmekle ilgili çatışmalar.

"Ben özel biri sanıyordum kendimi, özel değilmişim."

-Maddi hayatla yaşamanın daha güvenli olduğuna ikna olunan olay.

Eritrosit Eksikliği

-Kan bağı ile ilgili değersizlik.

-Aile klanında bütünleşme ve sevgi eksikliği.

-P/A dönemi anne veya babanın bebeği aldırma düşüncesi.

Erken Boşalma

-"Alanımda alfa olamam, başka bir alfa tarafından engelleniyorum."

-Otoriter bir anne, eski eş veya bir kadın tarafından sembolik olarak hadım edilme.

-Çocukken terk eden baba yüzünden, anne oğlunu sembolik olarak kocası yapar (Oidipus kompleksi).

-"Alfa olmam engellendi, alfa olmaya hakkım yok."

-Çocuk gençken baba terk eder veya ölür.

-Cinsellikte performans kaygısı hisseden erkek.

-Yaşadığı ilişki onaylanmamışsa erkek yasak bir ilişki yaşadığını hisseder ve erken boşalır.

Erken Ergenlik

-Bir çocuğun anne ve babası tarafından ilgi görememesi, kendi başına büyümek zorunda kalması.

-P/A döneminde kimseden destek alamayan, kendi yağında kavrulmak zorunda kalan ebeveynlerin çocuklarına aktardıkları çatışma.

-Erken yaşta ebeveyn kaybeden bir ebeveynin çocuğuna aktardığı çatışma.

-Küçük yaşta taciz, ensest anısı.

Erken Menopoz

-Kadınların erkeklere karşı güttüğü kin.

-Çok sevilen bir erkeğin kaybı.

-Aldatılma anısı.

Örnek: Erkekler tarafından hem gençliğinde hem evliliğinde aldatılan kadının babası öldükten hemen sonra, kadın menopoza giriyor. Bu çatışmalar ile yüzleşince menopoz geri dönüyor.

Esnemek

-Kendini tükenmiş hissetmek, birden fazla olayla baş etmek zorunda kalmak.

-Gelecekle ilgili kaygı duyulan durumlar.

-Sindirilemeyen olay her akla geldiğinde beyin esneme ile cevap verir.

-Kişinin çok sıkıldığı halde ortamdan uzaklaşamadığı durumlar.

-Tehlikeden korunma isteği yaşayan kişinin beyninin gösterdiği tepki.

Eşcinsellik

-Beklenti dışı cinsiyetle doğan çocuğun beyninin beklentileri karşılamak için geliştirdiği çözüm.

-P/A döneminde cinsellik çatışmaları, ters ilişkiye girmek.

-Çok baskın bir babanın veya erkeklerden nefret eden bir kadının çocuğuna aktardığı karşı cinse öfke kodu.

-Ailede çok fazla yasaklar, kurallar koyan bir ebeveynin çocuğuna yaşattığı çatışma.

-P/A döneminde dişilikle annelik arasında kalan annenin çatışması.

-Kadınlara çok öfke duyan bir babanın kızına aktardığı çatışma.

-Eril-dişil dengesinin bozulduğu bir ailede büyümek.

Et Beni

Et benleri, ağrı ve acıya yol açmayan, kansere dönüşmeyen ben türleridir.

-Aileyi bir araya getirme arzusu, ailede ayrılık çatışması.

-Kendini aileye ait hissetmeme.

-Desteksiz hissetme deneyimleri.

Fallot Tetralojisi

Bu hastalıkta kalpte 4 bulgu bir arada bulunmaktadır. Bunlar Ventriküler septal defekt (VSD) denilen kalp karıncıkları arasında bir delik, ata binen aorta, sağ karıncık çıkış yolu darlığı ve sağ karıncık kas kalınlaşması olarak ifade edilmektedir. Yani Fallot tetralojisi kompleks bir doğumsal kalp hastalığıdır.

-P/A döneminde ailede iki erkek arasındaki çatışma, bu iki erkek anne veya babanın akrabaları da olabilir.

-P/A döneminde babası tarafından kovulan, evden atılan, reddedilen ebeveyn kimdi? (Bazen kayınbaba da olabilir.)

-Üst soylarda gebe kalan bir metres anısı, gayrimeşru bir çocuk varlığı.

Farenjit/Farenks

Farenjit, yutkunma güçlüğü, boğaz yanması, acı ve kaşıntıya neden olan bir rahatsızlıktır.

-"Uzağa taşınan kız arkadaşıma ulaşamıyorum."

-"İstediğim notu, annemin memesini, kokusunu alamıyorum, güvende hissetmiyorum."

-Lokmayı yakalayamama, güvende hissetmek için gerekli şartları oluşturamama.

Örnek: Babasının vereceği parayla işyeri açmayı düşünen adam, son anda parayı alamayacağını öğrenir, farenks sorunu gelişir.

Fenilketonüri

Proteinli gıdalarda bulunan fenilalanin isimli aminoasit, fenilalanin hidroksilaz isimli enzim eksikliği nedeniyle karaciğerde parçalanamaz. Bu duruma verilen isimdir.

-Ailede yaşanan dram, çok ani bir ebeveyn veya kardeş kaybı.

-Aile içi paylaşım, miras sorunları ile ilgili yaşanan çatışma, kişinin mirastan hakkını alamaması, hakkının gasp edilmesi.

-Babayla iletişim çatışması, babanın evi terk etmesi, babasız büyüme.

Fıstık Alerjisi

-Çocuk yeni doğduğunda ebeveynler ayrılık çatışması yaşadı mı?

-Ebeveynlerden biri çocuğu alıp götürmek istedi mi? Çocuğundan ayrılık korkusu yaşayan ebeveyn kim?

-P/A döneminde maddi olarak bir sıkıntı yaşandı mı? Hayatın yükü altında ezilen ebeveyn kimdi?

-Fıstıkların olduğu bir ortamda yaşanan ayrılık çatışması oldu mu? Kötü bir haber alındı mı?

Fibromatozis

Fibromatozis yüzeysel ya da derin yerleşimli olabilen ve çoğunlukla cerrahi operasyon ile tedavi edilen, yerel yumuşak doku büyümesidir.

-Kişinin hayatında kendine ve başkalarına esneklik gösterememediği durumlar.

-Pişman olunan durumlar, kişinin yaptığı bir şeyden pişman olması.

-Bir projenin hayata geçirilememesi, cesaretsizlik yüzünden planların askıya alınması.

-Kendini psikolojik olarak saldırıya uğramış hissetme.

Fibromiyalji

Fibromiyalji sendromu (FMS) olarak da adlandırılan fibromiyalji, vücutta genel hassasiyet alanlarının oluştuğu, kaslarda ve kemiklerde ağrı ile genel yorgunluk hissedilen, uyku düzeninde problemlere ve bilişsel bozukluklara neden olan kronik, yani uzun süreli bir durumdur.

-"Çok küçük yaşta yaşadığım duygusal bir acı ve suçluluk hissettiğim duygu peşimi bırakmıyor."

-Baba-anne arası iletişim bozukluğu.

-Dişil (kas)-eril (sinir) taraf arasındaki çatışma.

-Bu hastalığı olanların çoğunda eş çatışmaları, gelgit ilişkiler görülür. Eş yüzleşme ritüeli genellikle çok iyi gelir.

Ayrıca, dört çatışma bir arada olabilir:

1-Değer kaybetme.

2-Kendini savunamama, değersizlik.

3-Dikey düşüş (sembolik de olabilir).

4-Büyük bir ahlaki veya fiziksel acı.

Fibröz Displazi

-Büyük bir değersizlik çatışması sonrası tamir fazında çıkar.

-Kişinin yaşlandıkça kendini değersiz hissetme çatışması.

-"Gençken yaptıklarımı yapamıyorum, bunu kabul edemiyorum."

-Menopoz sonrası kadınların artık kendini dişi gibi görmedikleri, yetersiz hissettikleri çatışma.

-Geçmişe duyulan büyük özlemi çağrıştıran çatışmalar, kaybedilen kişilerin yasını taşıma.

Fil Hastalığı/Lenfödem

Lenf bezlerinde oluşan tıkanıklıklar lenf sıvısının boşaltılmasını olumsuz etkileyerek kol ve bacaklarda sıvı birikimine, dolayısıyla da şişliklere neden olur. Bu durum fil hastalığı olarak adlandırılır.

-Bir olay karşısında takıntılı bir şekilde savunmaya geçmek, anlamsız yere olayı büyütmek.

-Çok arzu edilen ve beklenen bir fırsatın kaçırılması, kişinin yeterince hızlı olmadığını düşünmesi, pişmanlık hissetmesi.

-Kendini savunamayan bireyin bu durumu sindirememesi, sembolik olarak koruma kalkanı oluşturması.

Fistül

İki iç organ arasında ya da bir organla deri arasında bir kanal oluştuğunda buna fistül denir, genellikle iltihap eşlik eder.

-Kişinin tepkilerini bastırdığı durumlar.

-İletişimle ilgili yaşanan büyük değersizlik.

-Kişinin reddedilmekten korku duyduğu olaylar.

-İki kişi arasında sıkışıp kalmak.

-Erkeklere duyulan kin, intikam duygusu.

Flebit

Flebit, ven enflamasyonunu tanımlayan bir terim. Genellikle bacaklarda görülür. Flebite trombozun (kan pıhtısı) eşlik etmesi durumuna tromboflebit denir. Bu durum genellikle bacaklardaki derin venlerde görülür.

-"Artık oraya gitmek zorunda değilim, özgürüm."

-"Ailemi bir araya getirmek istiyorum."

-"Eve geri dönemem."

Örnek: Eşinden şiddet gören kadın babasının evine sığınır ve babası onu korumaya alır. Ertesi gün bacaklarda flebit gelişir.

Fobiler

-P/A dönemi veya üst soylarla ilgili olabilir.

-Kardeş ile ilgili kıskançlık.

-"Kardeşim alanımı aldı ondan nefret ediyorum."

-Kim yok sayıldı, bir kenara atıldı?

-Doğum kanalında çok uzun süre kalmak.

Örnek: 17 yaşında bir çocuk birdenbire kapalı yerlerde nefes alamaz hale geliyor, asansörlere binemiyor. Araştırıldığında doğum anında doğum kanalında çok uzun kaldığı anlaşılıyor. Bu durum anlatıldıktan sonra iyileşme oluyor.

Foliküler Kist

Foliküler kistler, bir kadının yumurtalıklarında gelişen küçük sıvı dolu keselerdir. Foliküler kist, bezelye kadar küçük olmaktan, portakaldan daha büyük olmak üzere değişebilir.

Folikül keselerinin çatlayarak yumurtanın dışarı atılmasıyla yumurtlama olayı gerçekleşmiş olur.

-Sevilen birinin veya ülkenin kaybı ile ilgili küçük çatışma.

Örnek: Ülkesinde savaş çıkan aile apar topar başka bir ülkeye göç ediyor. Genç kızlarında foliküler kist oluşumu gözleniyor. Çatışma çözülünce iyileşiyor.

Friedreich Ataksisi

Friedreich ataksisi, sinir sisteminde ilerleyici hasara neden olarak yürüme bozukluğundan konuşma problemlerine kadar geniş bir semptom yelpazesine sahip otozomal resesif geçişli bir hastalıktır. Kalp hastalıklarına ve diyabete yol açabilir ancak düşünme yeteneğini etkilemez.

-Hamile kalamamak veya istediği çocuğa sahip olamamak ile ilgili endişeler.

-Ebeveynlerin beklentisini yerine getiremeyen çocuğun suçluluk hissi.

-Kendini dış dünyadan korumak zorunda kalmak ile ilgili çatışmalar, aynı zamanda çocuğuna hamile annenin çocuğunu dış dünyadan korumak ile ilgili endişesi.

G-H

Gastrit

Gastrit, mide zarı iltihabı türleri için ortak olarak kullanılan bir terimdir. Gastrit iltihabı çoğu zaman mide ülserlerine neden olan bakteri türünün enfeksiyonunun doğrudan bir sonucudur.

-Sindirilmesi zor bir şeyin varlığı sonucu midenin daha fazla asit üretmesi.

-Aile veya arkadaşlar arasında sindirilemez uyuşmazlık.

-Öfke, kızgınlık ve kin ile ilgili çatışmalar.

-Yanlış anlaşılma ile ilgili konular.

Gastroenterit

Genellikle bir mide mikrobundan kaynaklanan, mide ve bağırsak iltihaplanması ile ishal, kramplar, mide bulantısı, kusma yanında ateşe de neden olan bağırsak enfeksiyonudur.

-Kişinin yeni bir olaya veya duruma alışmakla ilgili yaşadığı çatışma.

-Genellikle aile içinde yanlış anlama yüzünden yaşanan derin öfkenin dışavurumu.

-Otoriteye karşı hissedilen sindirilemez öfke.

-Çok büyük kararsızlık hissedilen durumlar.

Gaz Çıkarma/Flatulans

Mide ve bağırsaklarda biriken aşırı miktardaki gazın baskı yapması sonucunda oluşur.

-Birini kaybetmekle ilgili hissedilen derin korku.

-İçinden çıkılmaya çalışılan bir durum karşısında sürekli aynı yere düşme, çıkamama, güçsüz kalma.
-Kişinin hayatında parazit gibi insanların olması, bir kişinin istemeden sorumluluğunu almak zorunda kalma.

Gebe Kalamama

-Kadının partneriyle ilgili yaşadığı şüpheleri; onun iyi bir baba olamayacağına dair korkuları.
-Anne olmanın sorumluluğunu alamamak.
-Üst soyda erken kaybedilmiş bir çocuk anısı veya kadının annesinin fazla sayıda düşükleri.
-Üst soyda yaşanmış bir partner ayrılığı.

Gebelik Lekesi/Melazma/Gebelik Maskesi/Kloazma

Kloazma ya da bilinen adıyla gebelik maskesi, hamilelikte ortaya çıkan cilt koyulaşmalarına verilen isimdir. Göbek deliğinden pübik tüylere kadar uzanan kahverengi çizgi (linea negra), birçok gebe kadında görülen ortak kloazma belirtilerinden biridir.
-İstenmeyen gebelik ve bununla ilgili duyulan kin.
-Hamile kadına yüklenen ağır yük.
-İstediği halde kürtaj yaptıramamak.
Örnek: Kadın hamilelik haberini aldığında eşinin buna sevinmediğini görür ve eşine kin duyar. Daha sonra karnında koyu lekeler görülür. Bu çatışma ile yüzleşince lekeler kaybolur.

Gebelik Şekeri

-İstenmeden hamile kalınması ile ilgili yaşanan gelgitler, Anne olmaya hazır olamama.
-Bebeği aldırma düşüncesi.

-Eşler arası çatışma sonrası kadının hamilelikte kendini güvende hissetmemesi.
-Hamile kadının estetik anlamda kendini çok çirkin hissetmesi, kilo atamama korkusu.

Gebelik Zehirlenmesi/Preeklampsi

Eklampsi, preeklampsi tanısı olan bir kadında nöbetlerin (konvülsiyonlar) başlangıcıdır. Preeklampsi, yüksek tansiyon ve idrarda büyük miktarda protein veya diğer organ işlev bozukluğu olan bir gebelik bozukluğudur.
-"Bu gebeliği sonlandırmak isterdim" çatışması.
-Aile ağacında şiddet gösteren baba anısı.
-Anne-baba arasındaki çatışmalar.
Örnek: Babası çok otoriter bir kadın evlendiğinde eşine sığınır ancak evlendikten sonra eşi de baskı yapmaya başlar; hamile kaldığına pişman olur. Gebelik zehirlenmesi yaşar.

Gebelikte Mide Bulantısı

-Gebeliği reddetme, yanlış partner, partner tarafından desteklenmeme çatışması.
-Kendi annesini sorgulayan danışanın, annesinin hatalarıyla yüzleşmesi. Anneye duyulan kin.
Örnek: Büyük umutlarla evlendiği adamdan hamilelik döneminde yeterli sevgi ve destek alamayan kadın hamile olduğu için pişmanlık duyar. Bu durumu reddettiği için bulantıları olur, çatışmasını çözünce bulantılar geçer.

Gece Körlüğü

-Gece yaşanmış bir dram, taciz, ensest, saldırı anısı. Bu anılar üst soya da ait olabilir.

-Gece yarısı veya karanlıkta şahit olunan tehlikeli bir durum, bazen birinin ölümüne şahit olmak, bazen de bir kazaya şahit olmak.

-Üst soylarda gece çalışma anısı, atalarda madencilik anısı.

Geğirme/Eruktasyon

-Keyifli bir ortamda havadan, hafiflikten, özgürlükten yoksun olma.

-Ağır sıkıntılı ilişkileri kabul edememe.

Örnek: Yeni bir işe giren adam pazarlama departmanında deneyimsizdir ve bu işi yapmak zorunda kalır. Ürünü anlatırken sürekli geğirme sorunu yaşar. Bu çatışmayı fark edince sorun çözülür.

Geniz Akıntısı

Vücudun olması gerekenden daha fazla mukus üretmesi veya üretilen mukusun normalden daha kalın olması halinde mukus hissedilir hale gelir. Bu mukus fazlalığının burundan çıkmasıyla burun akıntısı olur. Mukusun burundan değil de burnun arkasından boğaza akmasıyla ise geniz akıntısı oluşur.

-"Burası benim için kötü kokuyor."

-Ortamdaki tehlike.

Geniz Eti Büyümesi

-"Sözlerim boğazıma tıkıldı kaldı, derdimi anlatamadım."

-İstenmeyen bir kokuya maruz kalındığında beyin bu çözümü sunar.

-Kişinin çok büyük beklentisi hayal kırıklığına uğradığında geniz eti büyüyebilir.

-Çok büyük bir tehlike karşısında çaresiz hissetme.

Gırtlak Kanseri

-Nefesi kesen beklenmedik tehlike karşısında ölüm korkusu.

-Dumandan zehirlenme korkusu.

-Ayrılık korkusu.

Örnek: Savaş zamanı insanlar yerini belli etmemek için ağlamayı bile sessiz yapmak zorunda kalıyor. Bu anıyı taşıyan insanlarda gırtlak kanseri görülüyor.

Gırtlak Kapağı Sorunları/Epiglot İltihabı

Epiglot besinlerin soluk borusuna ve akciğerlere girmesini önleyen, boğazda bulunan yaprak şeklindeki kapaktır.

-Kişinin yutmakta zorluk çektiği bir olay aranır.

-Otorite karşısında çok öfkelenip hiçbir şey yapamamak.

-P/A döneminde veya kişinin hayatında anne-baba arasındaki çatışma.

Gilbert Sendromu

Gilbert sendromu, karaciğerin bilirubini uygun şekilde işleyemediği için ortaya çıkan yaygın görülen bir karaciğer rahatsızlığıdır.

-Yeterince verimli üretim sağlayamamak çatışması, kişinin çok çalışıp verim alamaması.

-Baba sevgisi hissedememe, babanın yokluğu, erken kaybı.

-Kalabalık bir ailede sevginin yeterince alınamaması.

Glomerulonefrit/Bright Hastalığı

Akut glomerülonefrit (AGN), glomerüllerdeki akut seyirli bir inflamasyonun oluşturduğu bir klinik sendromdur. Tipik başvuru bulguları, makroskopik hematüri, hipertansiyon ve ödem üçlüsünden oluşur. Çocuklarda AGN'nin en sık nedeni poststreptokoksik glomerülonefrittir.

-Kişinin kendi inançlarında diretmesi.

-Eski düşüncelerle devam etme, yeniliğe güvenmeme.

-Hayallerini hayata geçirememe çatışması.

Glüten Alerjisi/Glüten İntoleransı

-Aşırı korumacı bir ailenin çocuğun özgürleşmesine izin vermemesi: "Etrafım diğer insanlarla sarılıyken nefes alamadığımı hissederim, diğer taraftan da beni destekledikleri, korudukları ve güç verdikleri için bu insanları severim; ikileme düşerim."

-Çok ani sütten kesilme anısı.

-Aile ağacında un, buğday, fırıncı hikâyesi.

-P/A döneminde ebeveynlerin aile üyeleriyle yaşadığı hayal kırıklığı.

-İstemediği halde oral seks yapan kadının çocuğuna aktardığı çatışma.

Göbek Fıtığı

Göbek fıtığı, göbek deliğinin içerisinde ya da dış kısmında meydana gelen belirgin şişliktir. Bu şişlik bazen bir nohut tanesi kadar iken bazen bir portakal kadar büyüme gösterebilir.

-Gücünün çok üstünde alınan sorumluluk çatışması.

-Aile yüklerini taşıyamama, sorumluluğu reddetme çatışması.

-Geçmişinden kurtulma isteği.

Örnek: Yeni evlenen adam aynı zamanda annesine, babasına ve kardeşlerine bakmak zorunda kalır, bu durum zamanla ağır gelmeye başlar. Doğan çocuğunda göbek fıtığı görülür.

Göğüs Omurları/Toraks Omurları

T1

-Kol ile ilgili çatışmalar, aşı, enjeksiyon korkusu.

-Ölüm korkusu.

-Böbrek, trakea, özefagus, kemik ile ilgili çatışmalar.

T2

-Kalp sorunları, alan kaybı.

T3

-Alanında tehdit.

-Anneden yeterli ilgiyi alamama, anneye öfke.

T4

-Safrakesesi.

-Aile/soy klanı ile ilgili çatışma.

T5

-Kan ile ilgili çatışmalar, klanıyla bütünleşememe.

-Karaciğer, yoksunluk, yetersizlik.

-Baba çatışması.

T6

-Mide çatışmaları.

-Yanlış anlaşılma.

-Ailede dışlanma.

T7

-Pankreas çatışmaları (rezillik, iğrençlik).

-Babasının soyadını taşımayan çocuk kim?

T8

-Kan bağı.

-Anne ile baba arasında seçim yapmak zorunda kalan çocuk.

T9

-Adrenal salgı bezi çatışması (yön tayini, hafıza kaybı).

-Tatmin edici açıklama yapılmadan terk edilme, kayıp.

T10

-Böbrek, dalak çatışmaları (hınç, öfke, içinde kanayan yara).

-Kişiliğin çöküşü.

T11

-"Alanımı istediğim gibi düzenleyemedim."

-Dalak çatışmaları (hınç), aileye öfke.

T12

-Ergenlik çatışmaları.

-Suçluluk, utanç, pişmanlık, vicdan azabı içeren cinsellik deneyimleri.

Görme Alanı Bozukluğu/Hemianopsi

Homonim hemianopsi (Homonymous hemianopsia), her iki gözde birden aynı görme alanındaki kayba verilen tıbbi isimdir.

-Her iki gözde görüşün yarısı kaybolmuştur.

-Birileri veya bir olay hakkında görülmesi gereken gerçeği reddetme.

Göz Altı Morlukları

-P/A döneminde gece çalışma anısı olan ebeveyn kimdi?

-Aynı dönemde gece uykusuzluk çeken hamile kadının çatışması çocuğa kodlanabilir.

-Bir yetişkinin gelecek ile ilgili telaşlandığı, "hayatta kalmak" için çok çalışmak zorunda kaldığı durumlar.

-Evliliğin içinde kapana kısılmış hisseden, gördükleri karşısında susmak zorunda olan partnerin çatışması.

Göz Altı Torbaları

-Gece gelen tehlikeye karşı uyanık olma çatışması.

-Madenci, tünel, gece çalışma anısı olan atalar.

Örnek: Hamile kadının eşi gece vardiyasında çalışmaktadır ve kadın geceleri korkudan uyuyamamaktadır. Doğan çocuğun göz altı torbaları fark edilir ve bu durum çocuğa anlatılınca iyileşme görülür.

Göz Kapağı Düşüklüğü

-Kişinin kaçmak istediği, çözüm bulamadığı, yüzleşemediği durumlar.

-Başkaları tarafından yargılanma, suçlanma.

-Görülen bir şeyden hoşlanmama, kişinin "Görmez olaydım" diye düşündüğü durumlar.

-Evlilikte tıkanma noktasına gelme ve bu durumda çıkış yolu bulamama.

-Bir hastalık haberi alındığında bu duruma adapte olamama.

Göz Kuruluğu

Göz kuruluğu, gözdeki nem miktarının azalması sonucu ortaya çıkan bir rahatsızlıktır. Gözler gözyaşı ile nemlenmediğinde kişide göz kuruluğu sorunu meydana gelebilir. Aynı zamanda gözdeki gözyaşı kalitesinde bozulmalar meydana geldiği zaman da göz kuruluğu sıkıntısı ile karşı karşıya kalınabilmektedir.

-Ağlaması yasaklanan bir kişi.

-"Gözyaşlarımı kimseye göstermemeliyim."

-Islak bir ortamda deneyimlenen çatışmalar (yağmurlu bir havada hastayı acil hastaneye yetiştirme kaygısı gibi).

-Otoriter bir annenin cezasından korkan çocuğun anısı.

Göz Tansiyonu/Glokom

"Göz tansiyonu" veya halk arasında "karasu hastalığı" olarak adlandırılan glokom, göz içi basıncının yükselmesi sonucu oluşan göz siniri harabiyeti şeklinde tanımlanır.

-"Bir olaya odaklanma, vâkıf olmak için gözlerimi büyüteç gibi kullanmalıyım."

-Çok yakın geleceğe dair büyük korku çatışması.

-Hedefe olabildiğince hızlı ulaşma çatışması.

Örnek: Doğum yapan kadının bebeği kuvöze alınır. Anne bebeği görmek için sabırsızlanır, ne zaman görebileceğini sorar, "yarın" şeklinde cevap alır, bir an önce yarının gelmesini ister, glokom gelişir.

Göz Tembelliği

Doğumdan itibaren her iki gözü sağlıklı görsel uyarı alan çocuklar, bu iki gözden gelen görüntüleri beyinde birleştirip tek bir görüntü olarak algılamayı öğrenir. Bunun gelişimine engel olan her durum göz tembelliği (ambliyopi) ile sonuçlanır. Göz tembelliği, tek taraflı veya çift taraflı görme keskinliğinde azalmadır.

-Anne bebeği beklerken mutsuzdur.

-Babadan ayrılma anısı.

-Anneden ayrılma anısı.

Örnek: Çocuğun, ayrılmak üzere olan ebeveynleri umutsuzca birleştirme çabası.

Gözde Et Büyümesi/Pterygium

Pterygium korneadan, göz beyazını kat ederek korneanın üstüne uzanan, kanat şekilli bir zar kıvrımıdır. Halk arasında gözde et büyümesi olarak da adlandırılır. Kornea merkezinden öteye geçmez.

-"Kimse beni gördüğüm tehlikeden koruyamıyor."

-"Klanımdaki birini, bir tehlikeden korumak zorundayım."

Örnek: Üvey babasının kız kardeşine cinsel taciz uyguladığını gören kız çocuğu bu durumu annesine anlatsa da annesi ona inanmaz ve gözde et büyümesi görülür.

Granülom

Bazı bakteri ve mantarlara karşı bağışıklık sistemi iyi yanıt veremez. Enfeksiyonun olduğu yerlerde bağışıklık sistemi elemanlarının birikimine bağlı "granülomlar" oluşur.

-Kişinin ailesini kaybetme korkusu, ailesini bir araya getirme isteği.

-Kendini aileye ait hissetmeme. Ailede kendine yer bulamama, aile tarafından dışlanma, ailede değer görememe.

-Kişinin kendi başına kaldığı, hayata karşı kimseden destek alamadığı çatışmalar.

-Özgüven sorunları yüzünden kişinin kendini bir topluluğa ait hissedememesi.

Graves Hastalığı/Basedow Hastalığı

Graves hastalığı, tiroit hormonu tiroksininin aşırı üretilmesine neden olan ve hipertiroidizme yol açan bir bağışıklık sistemi hastalığıdır. Graves hastalığında, vücut kendi kendine reaksiyon gösteriyor ve aşırı tiroit hormonu salgılanıyor.

-Bir tür tiroit hastalığıdır.

-Aile klanında erken yaşta ölen, ayrılan kim?

-Birinin ölümünü geç kaldığı için engelleyemeyen kim?

-Ailenin bütün yükünü alan, ailesinin sorumluluğu altında ezilen kişinin çatışması.

Örnek: 7 yaşındaki kız çocuğunun ablası üniversiteyi kazanıp başka şehre gidiyor, çocuk bu durumu engellemek istiyor. Ablasının yaşına geldiğinde graves hastalığı başlıyor.

Grip

-Kişinin kendi alanında yaşadığı tehdidin tamir fazı.

-Ani bir tiksinti.

-Geniş aile içinde eleştiriye uğramak.

-Sözlü mücadele, tartışma, eleştiriler.

-"Onlarla aynı havayı solumak istemiyorum" çatışmasının tamir fazı.

Örnek: Geniş aile toplantıları sonrası ortamda eleştiriye uğrayan bireyin beyni, toplantı dağıldıktan hemen sonra grip geliştirir.

Guatr/Nodül

Guatr, tiroit bezinin anormal büyümesi sonucu ortaya çıkan bir hastalıktır. Tiroit bezi boynumuzun ön tarafında yer alan kelebek tarzında bir organdır. Tiroit bezi metabolizma ve beyin fonksiyonları üzerine çok önemli rollere sahip olan tiroit hormonlarının salgılandığı yerdir.

-"Ben olanlar karşısında güçsüzüm, bu tehlike karşısında hiçbir şey yapamıyorum."

-Boğulma korkusu.

-Soyağacında asılma veya boynunda kordon ile doğma.

-Otoritenin sert, adaletsiz ve acımasız eleştirisine karşı sembolik kalkan.

Örnek: Çok otoriter bir anneye cevap verirse başının belaya gireceğini bilen çocuğun beyni, konuşma organı olan gırtlağın önüne set çeker, guatr kodlar.

Guillian Barre Sendromu

GBS olarak kısaltılan Guillain-Barré Sendromu kas zayıflığı, yüz, kol, bacak ve vücudun diğer pek çok bölgesinde karıncalanma, uyuşma, refleks ve his kayıplarına neden olan, tedavi edilebilir nörolojik bir hastalıktır.

-"Hayat istediğim gibi gitmiyor, bunu değiştirecek gücüm yok."

-Telefonda alınan acı verici bir haber.

-Bir teması bitirme isteği.

-Okulunu bırakmak zorunda kalan bir gencin hissettiği çaresizlik.

Gut Hastalığı

Gut, eklemlerde ağrı, şişlik, hassasiyet ve sıcaklığa neden olan bir iltihap şeklidir. Eklemlerde meydana gelen şişlik, kızarıklık, hassasiyet, ani ve şiddetli ağrı şeklinde kendini belli eder. Genellikle ayak başparmağının eklem ağrısı ile karakterizedir.

-Ölüm veya ömrünü boşa harcamak ile ilgili çatışma.

-"Bir kırıntıyı bile atmak istemiyorum, çöpü bile saklamak istiyorum."

-Değersizleşme çatışmasının tamir fazı.

-Ömrünü boşa harcama çatışması.

-Sorumluluklar yüzünden istediği hayatı yaşayamama.

Örnek: Hayatı boyunca ailesinin geçimi için uğraşan, kendine bir çöp dahi almayan baba belli bir yaşa gelince hayatını yaşamaya karar verir. Parayı kendi için harcamaya başlar, gut gelişir. Çatışma çözülünce hastalık geriler.

Gül Hastalığı/Rozasea

Rozasea (gül hastalığı/gülleme hastalığı), yüz ve göz bulguları ile ortaya çıkan kronik tekrarlayıcı bir rahatsızlıktır. Özellikle yüzün orta kısmında yer alan kızarıklık, yüzeyden kabarık sivilcemsi oluşumlar, damar genişlemeleri ile seyreder.

-"Aile klanından ayrılmış hissetme."

-"Ailemin dışında hissediyorum."

-"Annemle babamın boşanmasını istemiyorum."

-"Ailem dağılıyor, kurtaramıyorum."

Çatışma çözülünce normale dönüyor.

Güneş Alerjisi

-Babadan ayrılma çatışması.

-P/A döneminde baba, kayınbaba veya baba olarak görülen kişiyle ilgili iletişim sorunları.

-P/A döneminde baba kaybı.

Güneş Lekeleri

-Kişinin babasıyla ilgili çatışmalar, babanın evi terk etmesi veya babanın erken ölümü.

-P/A döneminde bir eril çatışması, babayla veya erkek partnerle ilgili çatışmalar.

-Bebeğin baba tarafından aldırılmak istenmesi.

Güneşte Ağlama

-Baba ve anneyle çatışma.

-Baba yoktur ya da çok uzaktadır.

Örnek: Babasını trafik kazasında kaybeden çocuğun her güneşli havada gözlerinde yaş birikir. Bu durumu fark edince yaşarma geçer.

Hafıza Kaybı/Amnezi

-Yaşanan acı verici ayrılık veya yas sonrası beynin koruma programı.

-Sorumluluk ağır geldiğinde beynin sorumluluktan kaçma programı.

-Yargılanmadan kaçma programı.

-Çok büyük suçluluk ve utanç duygusunun hissedildiği deneyimler.

Halüsinasyon

Gerçek anlamda hiçbir nesne görünmezken, kişinin bunları varmış gibi hissetmesi, halüsinasyon yani varsanı duyularının bu gerçekdışı algılanmasına beynin inanmasıdır.

-Çok büyük bir hayal kırıklığı sonrası kişinin gerçeği reddetmesi.

-Çok acı verici bir kayıp sonrası gerçekliğin reddi.

-Mükemmeliyetçi bir ebeveynin çocuklarında görülebilir.

-Çok istenilen bir duruma, paraya, hayata kavuşma arzusu, ancak bunun için çabalamak yerine bu hayale kapılma.

Hapşırmak

-Ortamda konuşulan konu beyinde bir rezonansa denk geldiğinde hapşırma refleksi olur.

-Hapşırma anında aklınızdan ne geçtiği önemli, konu sizin çatışmanızla ilgili olabilir.

Harita Dil

-Söylemek istenip de söylenemeyenler yüzünden ayrılık çatışması.

-Söylemek istenmeyen ama söylemek zorunda kalınan sözlerle ilgili hissedilen dayatma.

-P/A döneminde istenmeden yapılan oral seks anısı.

Haşimato/Tiroit İltihabı

-"Zaman kazanmaya ihtiyacım var."

-"Zamanımı yavaşlatmaya/durdurmaya ihtiyacım var."

-"Ateş püskürmek isterken aile birliğine zarar vermemek için kendimi frenlerim."

-Bir yakınınızın çok az ömrü kaldığında yaşadığınız "zamanı durdurma" programı.

-Çok adaletsiz bir durum karşısında da görülebilir.

Örnek: Eşinin çaresiz bir hastalığın pençesine düştüğünü öğrendiğinde, bu hayatta eşiyle yapmak istedikleri aklına gelen kadın bir süre sonra eşini kaybeder ve tiroitleri iltihaplanır. Çatışma çözülünce ilaca ihtiyacı kalmaz.

Havale/Nöbet/Konvülsiyon

Konvülsiyon, bir grup nöronun paroksismal deşarjı sonucu oluşan geçici nörolojik işlev bozukluğu olarak tanımlanır. Yenidoğan döneminde konvülsiyon hemen her zaman önemli bir sinir sistemi patolojisini yansıtır; erken tanı ve tedavisi kronik bir nörolojik defisiti önlemek açısından önemlidir.

-Bir otoriteden kaçmanın imkânsızlığı çatışması.

-Aileden kaçma isteği.

-Kendi korkularıyla yüzleşememe, kendinden kaçma.

-Bastırılmış bir enerjinin dışavurumu (yanardağ gibi).

Hemanjiyom/Anjiyom/Kan Tümörü

Anjiyom, kan damarlarından gelişen, iyi huylu deri tümörleridir. Kanama yoksa ve görüntü olarak rahatsızlık vermiyorsa tedavi gerekmez. Spider (Örümcek) Anjiyomlar ve Cherry (Kiraz) Anjiyomları gibi çeşitli tipleri vardır ve bunlar vücudun herhangi bir yerinde görülebilir.

-"Hangi yöne gideceğimi bilemem, yolumu şaşırdım, güvensiz hissederim."

-Başka bir aileye ait olma isteği.

-Görülen bölge ile ilgili yaşanan değersizlik.

-Bir bebeğin, birinin P/A döneminde kaybedilmesi.

Örnek: Anne hamileyken eşi tarafından şiddet görür ve yüzüne tokat yer. Doğan çocuk yanağında aynı bölgede hemanjiom ile doğar.

Hematom

Hematom, genellikle kan damarının yırtılması neticesinde kanın damar dışına çıkması olarak tanımlanan kanamanın doku içindeki birikimidir. Hematomlar bir morlukta olduğu gibi önemsiz ya da disekan aort anevrizması sonucu oluşan masif retroperitoneal hematom gibi ölümcül olabilir.

-Kişinin şu soruyu sorması gerekir: "Hangi korku veya suçluluk duygusu, neşe ve yaşam sevincimi bastırmama sebep oldu?"

-Kişinin kendini cezalandırdığı, suçluluk ve pişmanlık hissettiği çatışma.

"Potansiyelimi artırmak, tekrar hayatı sevmek için çabalarım ancak buna gücüm yok."

Hematüri

Hematüri kelime anlamı ile idrarda kan görülmesi durumudur.

-Aile içinde yaşanan derin mutsuzluk.

-Kişinin içinde bulunduğu durumdan kurtulup uzaklara gitme isteği.

-Yaşanan bir partner ilişkisinde idare etmek zorunda kalmak.

Hemipleji

Beyin dokusunu besleyen damarlardan birinin tıkanması, yırtılması veya beyin dokusuna baskı yapan bir tümör nedeniyle vücudun sağ veya sol tarafındaki sinir ve kas hücrelerinde meydana gelen fonksiyonel bozukluğa hemipleji adı verilir.

-Evlatlık anısı, kişinin başka bir aileye mensup olduğunu öğrenmesi.

-Anne ve babayla yaşanan derin çatışma.

-Kapana kısılmış hissetme, iki durum arasında kararsız kalma.

-Partner ayrılığı.

Hemofili

Hemofili, pıhtılaşma faktörlerinin eksikliğinden dolayı kanın olması gerektiği gibi pıhtılaşmadığı nadir bir hastalıktır.

-Babası gözünün önünde dövülen çocuğun çatışması.

-Bir kanamadan ölme veya ölme korkusu (soy klanı).

-"Ailemle birleşemiyorum, ailemi bir araya getiremiyorum."

-"Ailem kendim olmama izin vermiyor."

Örnek: İçsavaşta bir sürü kanlı ölüme şahit olan aile başka bir ülkeye kaçıyor, doğan çocukları hemofili hastası oluyor.

Hıçkırarak Ağlayan Bebek

-Hamilelik dönemi veya öncesi anne veya babanın kaybettiği bir yakını ile ilgili yası.

-Hamilelik dönemi veya öncesi kaybedilen kişiye duyulan özlem.

-Hamilelik dönemi veya öncesi adaletsiz bir durum karşısında kendini savunamama.

Hıçkırık

Hıçkırık, göğüskafesini karın boşluğundan ayıran ve nefes almada önemli bir rol oynayan kas olan diyaframın istemsiz bir şekilde kasılmasıdır.

-Kişinin kendiyle iç hesaplaşma zamanında ortaya çıkar.

-Sembolik olarak içindeki sesi susturma çatışmasıdır; düşündüğünü söyleyememekle ilgili deneyimdir.

-Acele karar verilen bir durumla ilgili yaşanan çatışmaya bakılır.

-"Bir otorite benim havamı kesiyor, ona boyun eğmek istemiyorum."

Hidrosefali

Hidrosefali, aşırı beyin omurilik sıvısının (BOS) beyindeki boşluklarda birikmesi ve kafa içindeki basıncı artırması durumudur.

-Topluluk tarafından terk edilme, bu dünyaya ait hissetmeme, kimseyle iletişim kuramama çatışması.

-"Doğru eşi bulamadım." Kişinin bu hayatta kendini yapayalnız hissettiği, yol arkadaşını bulamadığını hissetmesi.

-Kavgacı bir anne-baba arasında büyümek.

-Babanın anneye şiddet göstermesine şahit olan çocuk.

Hidrosel Testis/Su Fıtığı

Halk arasında su fıtığı olarak da bilinen hidrosel, testisleri çevreleyen zarlar içinde normalden daha fazla sıvı birikimi sonucu testis torbasının (skrotum) şişmesi durumudur.

-Kaybetmekten korkma çatışması.

-Aile ağacında kayıp anısı.

-Bir saldırıdan koruma çatışması.

Örnek: Anne hamileliği riske girince doktor tavsiyesi ile yatarak geçirmiştir. Her gün çocuğunu kaybetme korkusu yaşar, doğan erkek çocuğunda hidrosel testis oluşur. Çatışma bebeğe anlatılınca iyileşir.

Hiperaktif Çocuklar

-Hamilelikte belli bir süre yatarak geçirmek zorunda kalan annenin çatışması.

-Annenin karnında bebek hareket etmeyince anne dua ediyor: "Tanrım ne olur bebeğim hareket etsin." Bebek alfasının isteğini yerine getiriyor.

-Düşük tehlikesi.

-P/A döneminde ebeveynlerin asansörde kalma, bir yerde sıkışıp kalma ile ilgili deneyimleri çocuğa hiperaktivite olarak aktarılabilir.

Örnek: Hamileliğin altıncı ayında anne karnında hareket hissedemez ve panik olur. Bir süre sonra tekrar hareket başlayınca rahatlar, doğan çocuk hiperaktif olur. Bu durum çocuğa anlatılınca hatırı sayılır bir normalleşme görülür.

Hipermobil Eklem Sendromu

Hipermobil eklem sendromu, eklemlerin normalden daha gevşek olduğu anlamına gelir.

-Bir kişiyle yaşanan kavga veya kırgınlık sonunda ilişki düzeldiğinde görülür.

-Bir kişinin çocuklarının geleceği ile ilgili endişe etmesi, gelecekle ilgili kaygı duyulan durumlar.

-Bir planı hayata geçirmekle ilgili yaşanan endişe ve tereddütler.

-İki kişi arasında kalma, bağlantı kurma çabası. İki kişi arasında veya iki durum arasında sıkışıp kalan kişinin çatışması: "Aşağı tükürsem sakal, yukarı tükürsem bıyık."

Hipersalivasyon

Hipersalivasyon: Aşırı tükürük salgılanması anlamına gelmektedir.

-Kişinin şefkate olan ihtiyacı.

-Bir fırsatın yakalanması ile ilgili kişinin büyük bir beklentiye girmesi.

-Partner ilişkisinde kişinin gelgit ilişki yaşaması, ilişkide sürekli karar değişikliği.

-Sevgiye aç olmak, annesi tarafından yeterince temas edilmeyen çocuk.

Hipertiroit

-Çabuk çabuk hareket etmek zorunluluğu ile ilgili çatışma.

-Daha hızlı gidebilmek için beynin çılgın çözümü olarak, aşırı tiroksin üretir.

-Bir trafik kazası sonrası yaralıyı hastaneye yetiştirmek anısı gibi acele yapılması gereken işler.

Örnek: Küçük kardeşi aynı okula yazılan abla her sabah kardeşini beklemek zorundadır. Kardeşi geç hazırlandığı için okula geç kalmaktadır. Beyin bedende tiroidi hızlandırarak bu çözümü sunar. Çatışma çözülünce hastalık iyileşir.

Hipofiz Adenomu/Prolaktin Yükselmesi

Hipofiz adenomları çoğunlukla iyi huylu tümörler olup kafatasının tabanında ve beynin altında yerleşmiş olan hipofiz bezinden kaynaklanır. Hipofiz bezi beynin en alt kısmında, gözlerin arkasında tam ortada tek olarak bulunan ve hormon yapımından sorumlu 1 cm boyutunda bir organdır.

-İyi bir anne olamama, bebeğini iyi besleyememe, ona bakamama korkusu.

-Annelik güdüsünün cinsel dürtüleri baskılayıp, anneliği ön plana çıkarması.

-"Hayatımda korunmasız hissediyorum."

-Kendi başının çaresine bakmak zorunda kalmış çocuk anısı.

-Annesi tarafından korunamayan, beslenemeyen çocuk.

-Kendisi çocukken başka bir çocuğa bakmak zorunda kalmış kişinin anısı.

Örnek: 10 yaşındayken babasını kaybeden çocuğun kardeşlerine bakmak zorunda kalması. Anne yas tuttuğu için bebeğine bakamaz, 10 yaşındaki çocuk bebeğin altını değiştirir, mama hazırlar. İleride evlenir, kendi çocuğu 10 yaşına geldiğinde birdenbire prolaktin hormonu yükselir. Çatışmanın çözülmesiyle hormon düzeyi normale döner.

Hipoglisemi

Hipoglisemi, tıp tanımı olarak düşük kan şekeri demektir. Kan şekerinin 50 mg/dl altında olmasına hipoglisemi denilmektedir.

-Aşırı tiksinme çatışması.

-Direnç çatışması. Kişinin iğrendiği şeye katlanmak zorunda kalması, direnememesi.

-İstemediği halde yemek yemeye zorlanan çocuk.

-Çocuk gelinlerin hissettiği deneyim.

-"Bana empoze edilen şeyi reddediyorum."

-Saldırgandan korunmak için ölü taklidi yapmak (kandaki şekeri geri çekmek).

Örnek: Genç bir kadın gecenin geç bir saati bir serseri tarafından saldırıya uğruyor. Saldırganın iğrenç kokusu ile mücadele etmeye çalışıyor. Bu olaydan sonra hipoglisemi gelişiyor. Bu travma çözüldüğünde iyileşme görülüyor.

Hipoguzi

Hipoguzi tat almada azalma, aguzi hiç tat alamama demektir.

-İstemediği halde zorla evlendirilme anısı.
-İstemediği bir şeyin tadına bakmak zorunda kalmak.

Hipospadias

Normalde erkek bebeklerde idrar kanalı (üretra) penisin ucundan açılırken, bu hastalığa sahip bebeklerde üretra açıklığı penisin alt kısmında, sünnet derisinin altında veya skrotumun yakınında yer alır. Travması fimozis ile aynıdır.

-Yasaklanmış cinsellik.
-Prezervatif yırtılması ile dünyaya gelen bebek.

Hipotiroit

Tehlike karşısında zamanı yavaşlatmak isteyen beynin çılgın çözümü.

-Tiroidi yavaşlayanlar çok üşür ve kilo alır.
-"Bu kadar işi yapacak gücüm yok, yavaşlayarak zamanı durduruyorum."
-"Hızlı olmalıyım ama bunu başaramam."

Örnek: Üniversite sınavına hazırlanmaya çok geç başlayan çocuk, programına her baktığında yetiştiremeyeceği kaygısı taşır. Sınavdan hemen sonra hipotiroit gelişir. Çatışması çözülünce vücut normale döner.

Hirschsprung Hastalığı

Hirschsprung Hastalığı (HH), kolonun myenterik ve submukozal sinir pleksuslarında parasempatik ganglion hücrelerinin yokluğu sonucunda etkilenen segmentteki bağırsakta peristaltik aktivitenin olmaması ile karakterize bir hastalıktır.

-Sindirilmesi imkânsız ve aşağılık şeylerin devam etmesi ve bu duruma katlanmak zorunda kalmak.

-Sevdiklerini koruyamama çatışması, pis iğrenç bir dayatmayı kabul etmek zorunda kalmak.
Örnek: "Eğer dediklerimi yapmazsan küçük kızını öldürürüm."

Histamin İntoleransı

Histamin intoleransı, vücudun besinlerle alınan ya da sentezlenen, sindirilmiş histamini parçalama yeteneğinin bozulması sonucu vücutta histaminin fazla birikmesi sonucu oluşan bir sağlık sorunudur.

-Sürpriz bir hamilelik sonucu gelen bebek, bazen ebeveynlerden biri veya ikisinin bu hamileliği istememesi.

-Bebeğin cinsiyeti ile ilgili yaşanan hayal kırıklığı, anne veya baba tarafından istenmeyen cinsiyette doğan çocuk.

-Kişinin kendi terk edilme anısı, çok güvendiği bir ilişkinin hayal kırıklığı ile sonuçlanması.

-Bir hakaret karşısında kişinin yaşadığı şok, beklenmedik bir şekilde hakarete uğrama.

Histeri

-Çocukluğunu anne-baba çatışması arasında geçiren kişinin çatışması.

-Reddedilme, sevilmeme çatışması.

-Yasaklanmış duygular, kişiye ailesi tarafından yasak konulması.

Hodgkin Lenfoma

Hodgkin lenfoma, bağışıklık sistemindeki hücrelerde başlayan bir kanserdir. Bağışıklık sistemi enfeksiyonlara ve diğer hastalıklara karşı savaşmaktadır. Büyük bir değersizliğin tamir fazında ortaya çıkar.

-"Bütün ekibi omuzlarımda taşımayı başaramıyorum."

-"Asla başaramayacağım, yüküm çok ağır."

-"Ailemi korumayı başaramadım."

Örnek: Siyasi olarak fikirleri yüzünden kendisini ve ailesini tehlikeye sokan adamın eşi polis tarafından tutuklanır. Hukuk mücadelesine giren adam bir süre sonra eşini hapisten çıkarır ve ertesi ay Hodgkin Lenfoma gelişir. Çatışma çözülünce hastalık geriler.

Horlama

-"Benim için faydalı olmayan, acı çektiren bir ilişkinin içindeyim."

-"Eşime gün içinde ifade edemediğim duygu ve düşünceleri gece horlayarak ifade ederim."

-"Korkularım yüzünden projelerimi hayata geçirmek konusunda şüpheye düşerim."

-"Kişiliğimin çaresizce gün yüzüne çıkmaya çalışan bazı yönlerini kabullenemem, inkâr ederim."

-"Sahip olamıyorum, lokmayı yakalayamıyorum."

-Nefes alırken horlama: "Yardım istiyorum."

-Nefes verirken horlama: "Tehlikeyi kendimden uzaklaştırmak istiyorum."

-Gece yaşanmış bir taciz anısı.

-"Cinsellik istiyorum."

Örnek: Karısından boşanmak isteyen ama çocukları için evinde kalan adam nefes verirken horluyor. Bir süre sonra karısından boşanır ve horlama geçer.

Huntington Hastalığı

Huntington hastalığı, beyindeki sinir hücrelerinin ciddi düzeyde parçalanmasından kaynaklanan bir hastalıktır.

-Partnerle çok acı verici ayrılık çatışması.

-Kişinin kendi kimliği ile ilgili yaşadığı özgüvensizlik.

-Kendine doğru partneri bulamamak, kişinin doğru ilişkiyi yaşayamaması, hayatını yalnız geçirme korkusu.

-Aileye duyulan kin.

Huzursuz Bacak

-Planlarını hayata geçirememek ile ilgili çatışmalar.

-Kişinin yeterince zamanı ve enerjiyi toplayamadığı için kaçırdığı fırsatlar ile ilgili suçluluk hissi.

-Monoton hayatın içinden çıkmaya çalışmakla ilgili hissedilen güçsüzlük.

-Sorumlulukların altında ezilmek ve bu durumdan kurtulamamak.

-Aile üyelerinden birine veya birkaçına duyulan kin.

-Gitmek isteyip gidememek, kalmak istediği yerden zorla çıkarılmak.

Huzursuz Bağırsak Sendromu/İrritabl Bağırsak Sendromu (IBS)/Spastik Kolon

İrritabl bağırsak sendromu (IBS), hassas bağırsak sendromu ya da spastik kolon isimleriyle de anılır. Toplumun yaklaşık %15'ini etkileyen yaygın bir rahatsızlıktır. Belirtileri karında kramp, ağrı, şişkinlik, gaz, ishal veya kabızlık ya da her ikisini içerir.

-Büyük üzüntü.

-Bir emir karşısında büyük hayati güçsüzlük.

-Aşırı baskıcı bir zorba karşısında pasif kalma çatışması.

-"Annemin sevgisini almak istiyorum, alamıyorum."

-Eşiyle/partneriyle annesi arasında sıkışıp kalan bireyin çatışması.

İ-J

İçe Şaşılık

-Çok yakındaki tehlikeye odaklanmak.
-Her an gelecek bir saldırı korkusu.
Örnek: Diş hekiminde ağzına iğne yapılacak çocuk şaşılık geliştirir, çatışma çözülünce şaşılık biter.

İçkulak İltihabı

-"Aynı fikirde olamayacağım şeyleri duymaya artık katlanamıyorum."
-"Kulaklarıma inanamıyorum."
-Duyma kapasitemizin üstündeki gürültüler.
-Bir telefon konuşması sırasında deneyimlenen stres, kötü haber.
Örnek: Eşi hamile olan adama telefon gelir ve babasının hastaneye kaldırıldığı söylenir. Baba iyileşir ancak adamın doğan çocuğunda sık sık içkulak iltihabı oluşur. Bu durum çocuğa anlatılınca durum kendiliğinden düzelir.

İdiyopatik Pulmoner Fibrozis

İdiyopatik pulmoner fibrozis (İPF), sebebi bilinmeyen akciğer kalınlaşması, sertleşmesi hastalığıdır.
-Üst soyda, atalarda boğularak ölme anısı, kişinin kendi hayatında boğulma tehlikesi anısı.
-Kişinin ölüme yaklaşma deneyimi, kendi hayatı veya başkalarının hayatı için endişe etmesi.

-Kişinin alanındaki kısıtlamaları, otoriteyi reddetmesi, kendi alanındaki, evindeki kimseye güvenmeme.

İdrar Tutamama/İnkontinans

-Kişinin dışarıdaki insanların içinde kendini gizlemek isteği.

-Büyük bir mücadele sonrası "yelkenleri suya indirme" programı.

-Büyük suçluluk hissettiren olaylar.

-Kişinin kendini hiçbir yere ait hissetmediği, güvensiz hissettiği durumlar.

İdrara Çıkamama/Anüri

Günlük idrar miktarının 400-500 ml'nin altında olması oligüri ve 50-100 ml'nin altında olması anüri olarak tanımlanır.

-Kişinin hayatta kendini çıplak ve savunmasız hissetmesiyle ilgili çatışması.

-Aşırı korku hissettiren bir olay sonrası kişinin kendini gizlemek ile ilgili yok olma çatışması.

-Çok büyük bir üzüntü karşısında kişinin kendini ifade edememesi, bu durumu içine atması.

-Topluluktan ayrılma, bertaraf edilme ile ilgili çatışmalar.

İdrara Sık Çıkma/Poliüri

Poliüri belli bir zaman aralığında yüksek miktarda idrarın üretilip atılmasıdır.

-Çaresizlik içindeki adamın çatışması (bazen baba).

-Kişinin alanını belirlemek ve düzenlemekle ilgili çatışması.

-İstemeden ayrılma ile ilgili çatışmalar.

-Kendini kaybolmuş hissetme çatışması.

İktidarsızlık

-"Yeterince güçlü değilim, verecek bir şeyim yok."
-Kişinin karısını kaybetmekten korkması.
-Alanını kaybetme korkusu.
-Kadının kocasına çocuğu gibi davranması.

Örnek: Yüklü bir ev kredisi alarak evlenen çift boşanıyor, adamın maaşı ancak krediye yetiyor, bu sırada kadın daha fazla nafaka istiyor. Adamda iktidarsızlık sorunu başlıyor, travması ile yüzleşince iyileşiyor.

İliopsoas Kası Ağrısı

İliopsoas kası, postürün sağlıklı olmasında en önemli kaslardan biridir ve esneme, germe egzersizleri yapmadığımız zaman kısalır, kısalmaya bağlı bel, sırt ağrıları veya kalça ağrısı oluşur. İliopsoas kası kısaldığında, sırtımızla kalçamız arasında yer alan bel açısı artar ve bu bel ağrısını daha fazla tetikler.

-İstenmeyen bir temasa zorlanma.
-"Bu gebeliği istemiyorum."
-"İstemediğim kişiler alanıma giriyor."

İmpetigo

Impetigo genellikle yüzde, özellikle çocuğun burnu ve ağzı çevresinde, ellerde ve ayaklarda kırmızı yaralar şeklinde görünür.

-İstenmeyen temas veya ayrılık çatışması.
-Yasaklar ile ilgili çatışma ve değersizlik.
-Ayrılık içeren saldırı.
-"Bunu bana yapması çok çirkin."
-Aile içinde yeteneklerin geliştirilmesine izin verilmemesi ve buna bağlı değersizlik.

Örnek: Üniversitede eğitim görevlisi olarak çalışan genç kadın âşık oluyor ve ailesinin karşı çıkmasına rağmen okumamış tüccar bir adamla evleniyor, işini ve kariyerini bırakıyor. İki yıl sonra adam başka bir kadınla kaçıyor ve kadında impetigo oluşuyor. Çatışmayı çözdükten bir gün sonra iyileşme görülüyor.

İncebağırsak İltihabı/Enterit

İncebağırsağın iltihaplanması enterit olarak da adlandırılır.

-Lokmayı sindirememe, yoksun hissetme çatışması.

-Otorite karşısında kendini savunamama.

-Aile tarafından dışlanma.

-P/A döneminde aşırı eleştirilen ebeveynin çocuğa aktardığı çatışma.

İncebağırsak Kanseri

-Kişinin annesiyle veya eşiyle kuramadığı ilişki, bu ilişkiden duyulan acı, bazen ikisi arasında sıkışıp kalma.

-Aile içinde sindirilemez anlaşmazlık, ailede adaletsiz bir şekilde yargılanma.

-Taciz, ensest anısı, aile içindeki sırlarla ilgili çatışma.

-Sindirilemeyen ve öfke içeren, kişiyi savunmasız bırakan durumlar.

İnme/Felç

Beyninizin bir kısmına giden kan akışı azaldığında veya kesintiye uğradığında, beyin dokusunun oksijen ve besin almasını önleyen bir inme (felç) meydana gelir ve beyin hücreleri dakikalar içerisinde ölmeye başlar. İnmenin oluştuğu bölgedeki fonksiyonlarda geçici ya da kalıcı kayıplar oluşur.

-"Fikirlerim yeterince güçlü değil, fikirlerimi savunamıyorum."

-"Klanımdan entelektüel olarak ayrı düştük."

-"Geleceği öngöremedim."

Örnek: Bir doktor insanlara yardım etmek için bilinçaltı tedavileri ile ilgili icatlar yapmıştır. Medya tarafından sürekli haksızca eleştirilmek yüzünden felç geçirmiştir.

İnmeyen Testis/Ektopik Testis

Ektopik testis, testisin normal iniş yolunun dışında; süperfisyal inguinal poş, penopubik bileşke, perine, uyluk iç kısmı, femoral bölge, pubik bölge, penisin dorsali ya da karşı skrotuma yerleşmesidir.

-Otoriter bir babanın ezici üstünlüğüne karşı gelememe.

-"Aynı ahırda iki boğa olamaz."

-Babanın aşırı otoritesi.

-Tecavüz sonucu doğan çocuk.

Örnek: Kadın tecavüze uğrayarak hamile kalır, tecavüzcüsü ile evlenir. Doğan çocuklarında ektopik testis gelişir.

İnsülin Direnci

İnsülin direnci, vücuttaki şekeri kontrol etmek için salgılanan insülinin etkisini göstermesindeki zorluk olarak tanımlanabilir. Normal şartlarda vücut şekeri 1 ünite insülin ile kontrol altına alabiliyorken insülin direnci olan hastalarda vücut 2-3 ünite insülin salgılamak durumunda kalır.

-Aşırı tiksinme içeren deneyim.

-Direnç ile birlikte deneyimlenen kendini savunamama çatışması.

-Çocuk gelinlerin çatışması (istemediği halde evlendirilen ve bu çatışmadan kaçamayan, kendini savunamayan genç kızın çatışması).

-Yapmak istemediği bir işi zorla yapmak zorunda kalmak.

İnterstisyel Sistit

İnterstisyel sistit ise mesanede enfeksiyon belirtisi olmadan, mesane duvarının iltihaplanması ve tahriş olmasıdır.

-Kişinin kendini yalnız hissetmesi, sembolik olarak mesanenin gözyaşları.

-Büyük pişmanlık içeren olaylar, kendini temize çıkarmaya çalışma, kendini sembolik olarak yıkama isteği.

-Aile içinde onaylanmama, kendini anlatamama, ailede suçlanma anısı.

İshal/Diyare/Dizanteri

-Sindirilemeyen anlaşmazlık çatışması.

-Sindirilemeyen şeyin yarattığı korku rezonansı.

-Çok pis ve tehlikeli bir şeyi hızla uzaklaştırmak istemek.

-İşleri hızlandırma isteği.

-Bazen doğum öncesi lavman yapılması, çocukta sınav öncesi ishale sebep olur.

Örnek: Anne bebeğe mama hazırladıktan sonra bebeğin ilk lokmada yüzünü buruşturduğunu fark eder. Mamanın tadına baktığında sütün bozuk olduğunu anlar ve acilen bebeği kusturmaya çalışır. Bu çatışmayı alan bebekte kronik ishal başlar.

İsilik

İsilik, cildin altındaki gözeneklerde ve kanallarda sıkışan ter nedeniyle cildin tahriş olmasıdır.

-P/A döneminde bir yangın anısı veya yangına şahit olma.

-P/A döneminde veya kişinin hayatında tuzağa düşme anıları, kendini tuzaktan kurtarmaya çalışması ile ilgili çatışmalar.

-Uyluk bölgesi: Cinsellikle ilgili yaşanan utanç verici durumlar, taciz, ensest anıları.

-Eller: İşinde kaygılı olma, ellerle yanlış bir şey yapma çatışması, çocuğunun elinden alınacağı korkusu yaşayan annenin çatışması.

-Ayaklar: "Annemle ilgili yıkamaya çalıştığım nedir?" "Annem çok otoriter ve acımasız, beni incitiyor." Yanlış yere bastığını düşünüp yıkamayı istemek.

-Boyun: Bir işin yanlış yapılması ile ilgili suçlanma, haksızlığa uğrama karşısında kendini temize çıkarma isteği.

-Koltuk altları: "Annelik ettiğim ya da korumam altındaki biriyle ilgili yaşadığım çatışma." Anne ve babanın kanatları altında olmaktan duyulan rahatsızlık.

-Sırt: Kişinin tek edilme anısı, sırtından vurulma anısı.

-Baş: Babayla ilgili çatışma, babayla iletişim çatışmaları.

İstemsiz Göz Titremesi/Nistagmus

Nistagmus, bebeklik döneminde başlayabilen veya daha sonraki yaşamda edinilen istemsiz göz hareketleridir. Görmede azalmaya veya sınırlı görmeye neden olabilir.

-Gözler yatay veya dikey istemsiz titrer.

-Tehlikeden kaçmak için gözler panoramayı genişletmek için her yöne doğru hareket eder.

-Saldırı her an her yerden gelebilir.

-Ensest veya taciz anısı.

Örnek: Ağabeyi kız kardeşine defalarca cinsel tacizde bulunuyor. Buna şahit olan anne kızını korumak için oğlunu evin içindeki tehdit olarak görüyor ve sürekli tetikte. Bir süre sonra gözlerde titreme başlıyor, bu çatışmaya çalışılınca titreme geçiyor.

İşitme Sorunları

Genellikle ana rahmindeki çatışmalar ile ilgilidir.

-Gizlenen bir aile sırrı.

-"Duyduğum şey yüzünden acı çektim."

-"Kulaklarıma inanamıyorum."

-Genelde ana rahminde ana-baba çatışması.

-Hamileliğin çok gürültülü bir ortamda geçirilmesi (inşaat gürültüsü, tadilat vs.).

Örnek: Hamile bir kadın her gece eşiyle tartışmaktadır. Bebekleri için daha büyük bir ev arzulamaktadır. Bu tartışmalar doğan çocukta işitme azalması olarak kodlanır. Bu durum bebeğe anlatıldığında işitme artar.

İyot Eksikliği

İyot eksikliği, vücut yeterli miktarda iyot alamadığında ortaya çıkan bir durum olarak tanımlanır.

-Baba tarafından adaletsiz bir şekilde suçlanma anısı, kişinin kendini babasına anlatamaması.

-Kişinin iş yükü karşısında zamanı durdurmak isteği, işlerin ağır yükü karşısında yavaşlama isteği.

-Annenin bir eril gibi davranarak çocuğun içindeki baba figürünü zedelemesi, annenin babayı sürekli kötülemesi.

İştahsızlık/İştahsız Çocuklar

-Anne bazı sebeplerden dolayı hamileliği gizlemek zorunda kaldı mı?

-Annenin veya çocuğun hayatında taciz, ensest anısı var mı?

-İlk hamilelik haberi alındığında bebeğin alınması düşünüldü mü?

-Hamilelik dönemi veya öncesinde ebeveynler ayrılığı düşündü mü?

-Bebeğin cinsiyeti ile ilgili hayal kırıklığı yaşandı mı?

Jinekomasti

Jinekomasti, erkek meme dokusunun genişlemesi ve şişmesidir. Genişleme yağdokunun yanı sıra glandüler dokuda da görülebilir.

-Erkek çocuğu ile duygusal ensest yaşayan kadının çocuğa aktardığı çatışma (Oidipus kompleksi).

-Pasif baba modeli alan çocuğun çatışması.

-Üst soyda erkeklere kin duyan kadın kim?

-Bir kadının oğluna sürekli babasını kötülemesi, "Baban gibi olma!" telkiniyle çocuğa iletilen çatışma.

K

Kabızlık/Konstipasyon

-"Kendime ait yerim yok, alanımı işaretleyemem, bana ait alanım yok."

-Terk edilme. "Ayrıldığım kişiyi gönderemiyorum, bırakamıyorum."

-Ölen birinin yasının devam etmesi.

-Cinsellikle ilgili yaşanan değersizlik.

-Düşük tehlikesi yaşayan annenin çocuğunda görülür.

-Affedilmeyen pislik olay.

Örnek: En iyi arkadaşı bir anda ilişkiyi kesince kadın bu durumu anlayamaz. Sorduğunda hiçbir cevap alamaz ve arkadaşını çok özler. Bir süre sonra kabızlık başlar. Bu çatışma ile yüzleşince kabızlık biter.

Kaburga Sorunları

-Üst 4 kaburga: Üst soy ile ilgilidir; ebeveynler, büyükanne ve büyükbabalar, dayılar, amcalar, teyzeler, halalar.

-Ortadaki 4 kaburga: Aynı soydan gelen akrabalar, kardeşler, kuzenler ile ilgili.

-Alt 4 kaburga: Alt soy, çocuklarla ilgilidir.

Kalça Sorunları

-Cinsellikle ve anne ile bağlantılı çatışmalar.

-Anneye karşı gelme çatışması.

-"Annem kadar acımasız olmak istemiyorum."

-Cinsel performans ile ilgili değer kaybı.

-Cinsellikle ilgili yasaklar ve bu durumdan duyulan utanç.

Örnek: Eşinin istediği cinsel pozisyonu istemeyen, ancak bu duruma ses çıkarmayan kadının bir süre sonra kalça sorunları başlar. Bu çatışmanın çözülmesiyle ağrıları geçer.

Kalp Krizi/Enfarktüs/Miyokard Enfarktüsü/MI

Alanı elinde tutma çatışmasının tamir fazıdır.

-Sağ elini kullanan biri için, sol MI eşle ilgili bunalmışlık.

-Sağ MI anne/çocuk ile ilişkideki bunalmışlık.

-Kalp damarları tıkandığı için geçirilen kalp krizinde, öncesinde yaşanan büyük koşturma, çatışma sürecinde damarlar genişler. Emeklilik veya stresin bitmesi ile tamir fazında kolesterol dolarak damar tıkanır.

Örnek: Fabrikasını kaybeden büyük patron, fabrikasını rakip şirket aldıktan bir ay sonra kalp krizi geçirir. Bu durumda acil yapılacak en önemli şey sağ şakağa buz uygulamaktır.

Kalp Romatizması

Akut romatizmal ateş ya da halk dilindeki adıyla kalp romatizması grup A streptokok adı verilen bakterilerin neden olduğu farenjit (boğaz enfeksiyonu) sonrası gelişen bir romatizmal hastalıktır. Tipik olarak farenjitten 2 ila 3 hafta sonra ortaya çıkar.

-Ayrılıkla ilgili değersizlik çatışması.

-"Sevdiğim insanların ayrılmasını istemiyorum."

Örnek: Anne ve babası boşanma kararı alan genç kızın çatışması.

-Kişinin çok güvendiği partneri tarafından hiç bir açıklama yapılmadan terk edilmesi.

-Sevdiklerinin ani ölümü.

Kalp Yetmezliği

-"Yaşam çok zor, devam etmek için hiçbir isteğim kalmadı."

Örnek: 7 çocuğu olan kadının kocası öldüğünde kadın sekizinci çocuğuna hamiledir. Bu kadar çocukla bir başına kalmanın verdiği çatışma ile doğan çocukta kalp yetmezliği görülür. Bu çatışma çocuğa anlatılınca kalp normal düzenine geri döner.

Kalp Zarı İltihabı/Perikardit

Perikardit, kalp zarı iltihaplanmasıdır. Perikardit genellikle akuttur, yani aniden gelişir ve birkaç ay boyunca devam edebilir. Eğer görebilseydiniz ve dokunabilseydiniz, kalbi çevreleyen bu zarın tıpkı cildinizdeki iltihaplanmış bir kesik gibi kızardığını ve şiştiğini görebilirdiniz.

-Kişinin kendi kalbi veya yakınlarının kalbindeki bir sorun ile ilgili hissettiği endişe.

-Bir saldırı korkusu, kalbin, sevginin konusuyla ilgili bir kayıp.

Örnek: Hamileyken kadının babası üçüncü kez kalp krizi geçirir ve ölümden döner. Doğan çocuğunda kalp zarı iltihabı görülür. Bu durum çocuğa anlatılınca düzelme olur.

Kalpte Çarpıntı

-"Sevgim parçalandı, baltalandı, parçalara ayrıldı."

-"Aşkımı yaşayamıyorum, ne yapsam kâr etmiyor."

Örnek: Eşinden boşanan adam boşandıktan sonra eşini hâlâ sevdiğini anlar. Bu süreçte çarpıntı başlar, bu çatışma ile yüzleşince çarpıntı biter.

Kalpte Damar Tıkanıklığı/Koroner Tromboz

Koroner tromboz olarak tanımlanan kan pıhtısının, kan akışını aniden kesmesi koroner oklüzyon, kararsız anjin ve kalp krizi gibi farklı akut koroner sendromlara yol açabilir. Akut koroner sendromların tümü acil müdahale gerektirir. Bazı vakalarda ise kan pıhtısı da plak gibi parçalanabilir.

-Kişinin hayatında özgürce sevmesini engelleyen bir otorite veya engelin varlığı.

-"Sevdiğim birine duyduğum büyük öfke ve kırgınlık."

-Çok sevilen biri tarafından aldatılmak, sonrasında bu sevgiyi bastırmaya çalışmak ile ilgili çatışma.

-Sevgisini söyleyemeyen, reddedilme, rezil olma korkusu yaşayan kişinin çatışması.

Kalpte Delik/ASD/VSD

Kalbin sağ ve sol odacıklarını ayıran septumda delik olması sonucudur. Kalpte delik kanın delikten geçerek kanın akciğerden tekrar tekrar geçmesine, bunun sonucunda dolaşım dengesinin bozulmasına ve kalbin gereksiz olarak daha fazla çalışıp yorulmasına neden olmaktadır.

-İki atrium arasında perforasyon, ailede iki kadın arasındaki çatışma ile ilgilidir.

-İki ventrikül arasındaki perforasyon, ailede iki erkek arasındaki çatışma ile ilgilidir.

Örnek: Bebek doğduğunda kulakçıklar arası delik ile doğar. Annenin hamilelik döneminde kayınvalidesi ile ilgili çatışmanın buna sebep olduğu anlaşılır. Bu durum bebeğe anlatıldıktan 3 ay sonra delik kapanır.

Kalpte Ritim Bozukluğu/Aritmi

Aritmiler veya ritim bozuklukları kalp atımlarının düzensiz hale gelmesidir. Ritim bozukluğu sırasında kalp çok hızlı atabilir (taşikardi), çok yavaş atabilir (bradikardi) veya düzensiz atabilir.

-Bir otoriteden alınan emirler ile ilgili baskı, emirleri isteksizce yapma çatışması.

-Zamanın yönetimi ile ilgili yaşanan baskı.

-"İtaat etmek zorunda olduğum emirler."

Örnek: Çektiği kredi ile borsa oynayan adam kredi ödemesi gelmeden parayı toparlamaya çalışır, zaman daraldıkça kalpte aritmi başlar. Bu durumun sebeplerini anlayıp yüzleşme yapınca aritmi düzelir.

Kalpte Üfürüm

Üfürüm; kalpteki delikler, kalp kapaklarındaki ve ana damarlardaki darlıklar ile yetersizliklerin yol açtığı, kanın normal akımındaki bozulmaya bağlı oluşan ses titreşimlerinin göğüs duvarına yansımasıdır.

-Sevgisini yeterince gösteremediğini düşünen bireyin çatışması.

-P/A dönemi yeterince ilgi göstermeyen, buna enerji ve zaman bulamayan ebeveynin hissettiği suçluluk hissi.

Örnek: Kadın hamilelikte, eşinin stresli işinden dolayı eşine destek olmaya çalışıyor. Bu konuda yeterli olmadığını düşünen annenin çocuğunda 13 yaşında kalp üfürümü başlıyor. Bu konu çocuğa anlatıldıktan sonra üfürüm duruyor.

Kalsiyum Eksikliği/Hipokalsemi

Kalsiyum seviyesinin normalin altında olması. Normal kandaki toplam kalsiyum değeri 8,5-10,2 mg/dl aralığındadır.

-Aile bağlarından yoksun kalmak.

-Tıpkı kolesterol çatışması gibi aile içinde desteksiz hissetmek.

Kalsiyum Fazlalığı/Hiperkalsemi

Hiperkalsemi, kandaki kalsiyum seviyesinin normalin üstünde olması anlamına gelmektedir. Normal kandaki toplam kalsiyum değeri 8,5-10,2 mg/dl aralığındadır.

-"Aile klanıma yardımcı olabilmem için, çabucak değerli işe yarar bir şeyler yapmalıyım."

-Sert ve sarsılmaz değerlerimizi oluşturan koşulların çatışması.

Kamburluk/Kifoz

Kifoz, diğer bir adıyla kamburluk, sırt ve göğüs bölgesinde görünen rahatsızlıklardan biridir. Kifoz hastasına yandan bakıldığında baş vücuda göre biraz daha öndedir ve sırtta çıkıntı fark edilirken bel çukuru normalden fazladır. Omurgada eğrilik olarak kendini gösteren bu hastalığın dereceleri vardır.

-"Cenin pozisyonuna girerek kendimi korumaya alırım."

-Anneyle bağlantılı büyük değersizleşme.

-Anne ile ilgili duyulan kaygı.

Örnek: Çocuk ilkokula başladığı dönemde annesi acil olarak hastaneye kaldırılır. Yaklaşık 3 ay hastanede yatar, evinden ve annesinden ayrılan bu çocukta kamburluk oluşur. Çatışma anlatıldığında düzelme görülür.

Kan Uyuşmazlığı

Kan uyuşmazlığı adından da anlaşılacağı üzere anne ve babanın kan grupları arasında uygunsuzluk olmasıdır. İnsan kan grupları A, B, AB ve 0 olarak 4 türdür. Bunun yanı sıra D faktörü adı verilen Rh faktörü de pozitif ya da negatif olabilir.

-Aileden biri anne ve babanın evlenmesini istemediğinde çocukta kan uyuşmazlığı olabilir.

Kan Zehirlenmesi/Septisemi

Septisemi (kan zehirlenmesi) kana bakteri ya da toksin karışmasıdır. Septisemi birkaç yolla oluşabilir: Deri üstündeki bir yarada mikrop kapma sonucu enfeksiyon oluşması, bir apsenin patlayarak iltihabın kana karışması.

-"Endişelerim yüzünden hayatı kendime zehir ederim."

-"Etrafımdakileri kaybetmemek için, onların beni sömürmesine, zehirlemesine (sembolik) izin veririm."

-Kendini kapana kısılmış gibi hissetmek, bu durumdan kurtulamamak, çürüdüğünü ve yok olduğunu deneyimlemek.

Kanama/Hemoraji

Kanama (hemoraji; hemorrhagia), canlı bir organizmada kanın kalp ve damar boşluğu (lümeni) dışına çıkmasıdır.

-Aile klanı ile bütünleşme çatışması.

-Hipertansiyondan ölen bir ata anısı.

Kangren

Kangren, dokuların kendilerini besleyen atardamarların herhangi bir sebeple, tamamen yetersiz hale gelmesi sonucunda hayatiyetini kaybetmesi durumu.

-Kişinin hayata karşı kendini değersiz ve sevgisiz hissetme çatışması.

-Baba ile iletişimin kesilmesi ile ilgili çatışmalar.

-Baba hamilelik haberini aldığında bebeğin alınmasını istedi mi?

-Yeteneklerini hayata geçirememekle ilgili çatışmalar.

Kapalı Alan Fobisi/Klostrofobi

Klostrofobi, genel anlamıyla küçük bir alana ya da odaya girmenin veya kaçmanın korkusudur. Birçok durum veya uyaranlar tarafından tetiklenebilir; kalabalık asansörler, penceresiz odalar ve hatta dar boğaz kazaklar da dahildir. En çok hamilelik ve doğum anı ile ilgilidir.

-Doğuma giderken asansörde kalma, yolda mahsur kalma.

-Doğum odasında panik yapma.

-Bebeğin doğum kanalında sıkışıp kalması.

-Üst soylarda hapis, toplama kampı anısı.

-Kişinin bir yerde sıkışıp kalması.

Kapalı Sünnet Derisi/Fimozis

Fimozis tanım olarak, penisi kapatmakta olan sünnet derisi (prepisyum) adı verilen deri kıvrımının, penis başının (glans penis) tepesine uyan açıklığın dar olması nedeniyle geriye doğru çekilememesi durumudur. Küçük yaşlarda erkek çocukların önemli bir kısmında görülebilir.

-Yasaklanmış cinsellik.

-Prezervatif yırtılması ile dünyaya gelen bebek.

Örnek: Çocuk doğuştan fimozisli olarak doğmuştur, kaza ile hamile kalındığı anlatılınca gerileme görülmüştür.

Karaciğer Enzimleri Yüksekliği/Transaminaz Yüksekliği

-Yeterince verimli üretim sağlayamama çatışması.
-Baba sevgisi hissedememe.
Örnek: Ailesini rahatlatmak için araba parası biriktiren adam sabah uyandığında arabalara zam geldiğini öğreniyor, bu çatışma ile enzimleri yükseliyor.

Karaciğer Kanseri

-Aile ile ilgili çatışma.
-Yoksun bırakılma, parasızlık, anne-baba ilgisine ihtiyaç duyma.
-Para ile ilgili çatışma, miras sorunları.
-Bağırsakla ilgili bir hastalıktan ölme korkusu.
-Kaba bir şeyi, pis bir şeyi sindiremiyorum +korkuyorum.
Örnek: Çiftçi bir baba hastalanıyor, tarlalarının yarısını tek oğluna, kalan yarısını da eşine ve kızlarına bırakmak istiyor. Bunun üzerine oğlu tarlanın bütün borcunu ödüyor. Bu arada baba aniden ölüyor ve vasiyetname hazırlayamıyor. Baba ölünce kızları borcu ödenmiş tarladan hukuk yoluyla normal hisselerini alıyor, oğlu zararlı çıkıyor. Bu durumun sonunda adamın oğlunda karaciğer kanseri başlıyor. Çatışma çözülünce kanserde gerileme görülüyor.

Karaciğer Sirozu/Karaciğer Fibrozu

-Aile ile ilgili, özellikle baba ile ilgili yaşanan çatışma, babanın varlığını hissetmeme.
-Yoksun bırakılma, parasızlık, anne-baba ilgisine ihtiyaç duyma, ihtiyaçların karşılanamayacağına dair endişe etme.
-Para ile ilgili çatışma, miras sorunları.
-Kaba bir şeyi, pis bir şeyi sindirememe, adaletsizliğe uğradığı halde bu durumu kimselere anlatamama.

Karaciğer Yağlanması

Karaciğer yağlanması, karaciğerin yağları olması gerektiği gibi parçalayamaması sonucu karaciğerde çok fazla yağ birikmesi durumudur.

-Baba ile ilgili çatışma, baba ile iletişim kuramama, baba ilgisine ihtiyaç duyma.

-Gelecek kaygısı, para ile ilgili yaşanan yoksunluk, aileden maddi destek alamama, miras sorunları.

-Kişinin anne-baba çatışması olan bir evde büyümesi, anne ile babayı bir araya getirme çabası.

-Sindirilemez pislik olay, adaletsizlik karşısında bu durumu yutmak zorunda kalma.

Karıncalanma/Uyuşma

-Ellerde ise babaya veya eril enerjiye karşı hissedilen büyük öfke.

-Ayak ve bacaklarda ise anneye veya dişil enerjiye duyulan büyük öfke.

-Genel anlamda kişinin hayatında kendine veya başkalarına hissettiği öfke. İlgili kişiyle yüzleşme yaparak geçer.

Karında Sıvı Birikmesi/Assit

Asit, assit, ascites, karında yani periton boşluğunda sıvı toplanması. Teknik olarak periton boşluğunda 25 ml'yi geçen sıvı asit olarak kabul edilir. En çok kronik karaciğer yetmezliğinde (siroz) görülür. Peritonitis karsinomatoza, over kanseri, metastatik karaciğer kanseri, kalp yetmezliği diğer sık nedenlerdir.

-Karnında bir hastalık olduğunu düşünen bir kişinin çatışması.

-Söylenilen sözlerden karnına yumruk yemiş gibi hissetmek.

-Kendini ve ailesini tehlikeye karşı korumakla ilgi savunmasızlık.

Karında Şişkinlik/Timpanizim/SİBO

-Sembolik olarak kokuşma çatışmasıdır.

-Sevilen birinin kaybı, ölümü sonrası tamamlanmamış yas.

-Derin bir hamile kalma arzusu.

Örnek: Kadın annesini kaybettikten sonra karnında şişkinlik oluşur, diyet ve spor ile gideremez. Annesinin yası ile ilgili çalışma yaptıktan sonra şişkinlik iner.

Karpal Tünel

El, bilek ve parmaklarda gelişen sinir sıkışması ile kendisini gösteren karpal tünel sendromu; tedavisi çok basit olan, ancak tedavi edilmediği zaman ilerleyen bir rahatsızlıktır. Karpal tünel, sinir sıkışması olarak da bilinir.

-"Konuşmam bastırıldı, engellendi."

-Kendi klanındaki birini dışlama, ondan utanma.

-Arabulucu olma çatışması, iki grup arasında köprü olma zorunluluğu.

Örnek: İşçi sendikasına başkan seçilen adam işverenlerden yeterli zam alamaz, işçiler tarafından yuhalanır. Kendini değersiz hisseden adamda karpal tünel sendromu gelişir. Bu çatışma ile yüzleşince tamamen normale döner.

Kas Ağrısı

-Değersizlik tamir fazı.

-Kendini savunamayan bireyin, savunmaya geçtiği anda yaşanan tamir fazı.

Kasık Fıtığı

Kasık fıtığı, kasık bölgesindeki duvarda oluşan zayıflık ya da bebeklik döneminden kalma bir açıklık nedeniyle karın içindeki organların dışarıya doğru taşmasıdır. Bu durum kasıkta ve erkeklerde bazen testise doğru şişlik şeklinde kendini gösterir.

-Soyağacında veya kişinin yaşamında aldatma, aldatılma anısı.

-Bazen hayali aldatma, aldatılma şüphesi.

Örnek: Hamileliği boyunca eşinin telefonuna gece yarısı mesajlar geldiğini gören kadın eşinin onu aldattığını düşünür ve bebeğin hatırına sorun çıkarmaz. Bebek doğduğunda kasık fıtığı ile doğar.

Kasık Mantarı

-Tutku dolu bir aşkın bitişi, bununla ilgili tutulan sembolik yas. Eski eş, eski sevgili ile ilgili duygular.

-Bir aldatılma şüphesi veya anısı, partnerle ilgili yaşanmış hayal kırıklığı.

-Kişinin cinsel anlamda kendine güvenmediği durumlar, partnerini mutlu edemediğini hisseden kişinin çatışması.

-Çok sevilen birinin ölümü sonrası bitirilmemiş yası.

Kaşıntı

-Hamilelik döneminde ebeveynlerden birinin temas eksikliği hissetmesi.

-Annenin veya çocuğun "Annem tarafından yeterince dokunulmadım" hissi ile tetiklenen çatışma.

-Kişinin teması kaybettiği bir ilişkisi, ayrılık veya duyguların bitmesi, partner ayrılığı.

Katarakt

Katarakt, gözbebeğinin arkasında bulunan ve görmeyi sağlayan göz merceğinin (lensin) saydamlığını kaybederek matlaşmasına bağlı olarak görmenin azalması ile sonuçlanan bir hastalıktır. Göz merceğinin matlaşması, kişinin buğulanmış bir camın arkasından bakıyormuş gibi görmesine yol açar.

-Gördüklerini reddetmek, görmek istediği gibi görmek.

-"Gözümün önünde olanları görmek acı veriyor."

-Kendini korumak için av tarafından görünmez olmak.

-"Acı verici detaylara takılmak istemiyorum."

-Kapılar ile ilgili yaşanan bir stres.

Örnek: Kız kardeşi istemediği bir adamla evlenince ablasının gözlerinde katarakt oluşuyor.

Kavernom

-Kavernom doğuştan damar anomalilerinden bir tanesi olup bunlar beynin her bölgesinde görülebilmektedir. Yüzeysel yerleşimde olabilirler, derin yerleşimde olabilirler.

-Babanın erken kaybı veya evi terk etmesi, babayla yeterli iletişim kuramayan kişinin çatışması.

-P/A döneminde bebeğin alınmasını isteyen babanın çocuğuna aktardığı kodu.

-P/A döneminde cinsel anlamda isteksiz kadın, hamile kalmayı istemeyen kadının çatışması.

-P/A döneminde sorumluluk almayan erkeğin çocuğa aktardığı çatışma.

Kedi Alerjisi

-P/A döneminde kadının dişilikle ilgili yaşadığı çatışmalar, kendini yalnız ve temassız hissetmesi, hayal kırıklığı.

-Yasak, suçluluk duygusu içeren cinsellik ile ilgili çatışmaların varlığı.

-Ölüm korkusu ile ilgili anılar.

-Cinsellik içeren acı verici deneyimler.

-Kedilerin olduğu ortamda deneyimlenen ayrılık çatışması.

Kekemelik

-P/A dönemi kendini savunamayan ebeveyn.

-Bazen P/A dönemi ebeveynlerin, bazen de çocuğun kendi hayatında ağlamasına izin verilmemesi.

-Güvensizlik, yargılanma korkusu.

-Mükemmeliyetçi bir baba karşısında yanlış yapmaktan korku.

-Annenin doğum anında bağırması yasaklanmış veya ayıplanmıştır.

-Cinsellikle ilgili korkular ve bunun ifade edilememesi (gerdek gecesi korkusu).

-Otorite karşısında susmak zorunda kalma çatışması.

Örnek: Naziler döneminde kadın Yahudi komşusunu askerlerden saklamak zorunda kalır. Askerlerin onu suçlayacağı korkusuyla kelimeler boğazında düğümlenir. Çocuğu 12 yaşına geldiğinde kekemelik başlar, bu durum çocuğa anlatıldığında düzelme olur.

Kelebek Hastalığı/Lupus/SLE

Kelebek hastalığı (Lupus) ya da tam adıyla Sistemik Lupus Eritematozus vücutta pek çok organı birden tutan romatizmal bir hastalıktır. Yüzde kelebek tarzında kırmızı döküntüyle karakterize olduğundan halk arasında kelebek hastalığı olarak bilinir. Lupus hastalığı otoimmün olarak tabir edilen hastalıklardandır.

-"İçimdeki suçluluk duygusu yüzünden kendimi cezalandırırım."

-"Kendimi yenilgiye uğramış ve gücünü kaybetmiş kurt gibi görürüm."

-Değersizleşme çatışması.

-Ahlaki veya fiziksel kirlenme çatışması.

-Sıvılarla ilgili çatışmalar.

-Lupustan etkilenen bölgenin sembolik anlamı.

Örnek: Hamilelik döneminde kadının çok istediği evi arkadaşı alır ve kadın bu duruma çok imrenir, eşinin kendisine değer vermediğini düşünür. (Ağzının suyu akar). Doğan çocukta SLE görülür.

Kelime Körlüğü/Aleksi Hastalığı

-Yönünü kaybetme çatışması.

-Kişinin yavaş yavaş kendini yok ettiği, sembolik olarak intihar ettiği durumlar.

-Hayata ve kişilere karşı duyulan büyük güvensizlik.

Kelimeleri Yutma

-Hamilelik dönemi veya öncesi anne veya babanın söylediklerinden duyduğu pişmanlık.

-Aynı dönemde söylenmesi yasaklanmış, engellenmiş bir sır.

-Otorite karşısında susmanın daha güvenli olduğu bir çatışma.

Keloid

Keloid, aşırı hücre üretimi sonucunda anormal yara iyileşmesi durumudur.

-Oluşan bölgede daha önce bir yaralanma anısı.

-Derin bir ayrılık anısı sonrası tamir fazı.

-Oluşan bölgenin sembolik anlamı (baş baba, diz ve ayak anne).

-Hayatın acımasızlığı karşısında tek başına mücadele etme zorunluluğu.
-Yeni fikirlere kapalı olma ile ilgili tutumlar.

Kemik Ağrıları

Öldükten sonra geriye bir tek kemiklerimiz ve dişlerimiz kalır. Kemikler var olmanın, kalıcı olmanın sembolüdür, bu yüzden bütün kemik çatışmaları yok olmak, değersizlik ve hiçlikle ilgilidir.

Kemik Erimesi/Osteoporoz

-Kişinin yaşlandıkça kendini değersiz hissetme çatışması.
-"Gençken yaptıklarımı yapamıyorum, bunu kabul edemiyorum."
-"Artık âdet görmüyorum, yeterli değilim."
-"Kıymetli değilim, benden geriye kemiklerim bile kalmamalı."
-Geçmişe duyulan büyük özlemi çağrıştıran çatışmalar.
Örnek: Gençliğinde çok güzel ve alımlı olan kadın kötü bir evlilik yapar ve erkeklere duyduğu güvensizlikten erken menopoza girer. Yaşadığı bu pişmanlık ile boşanmaya kalksa da artık eskisi kadar güzel ve genç değildir. Bu dönemde kemik erimesi başlar. Çatışması ile yüzleşince erime durur.

Kemik İliği Kanseri

Kemik iliği kanseri, kemik iliğinin kan hücresi oluşturulan kök hücrelerinde gelişen kanser türüdür. Kemik iliği, büyük kemiklerin ortasında bulunan, kan hücrelerini üretip dolaşıma salmakla görevli süngerimsi dokudur. Kemik iliği kanserinde kök hücrelerde kontrolsüz çoğalma veya gelişimsel sorunlar vardır.
-Aile ile ilgili çok büyük bir değersizlik çatışması.
-Var olma mücadelesi ile ilgili çatışmalar.

Kemik Kanseri/Osteom

Osteoid osteoma kemiğin iyi huylu tümörüdür ve iyi huylu kemik tümörlerinin %10'unu oluşturur. Çocukluk yaş grubunda daha sık görülür. Erkeklerde kızlara oranla 2-3 kat daha fazla görülür.

-Öz değersizleşme, kopma, ayrılık.

-İyileşme yolundaki fazda takılı kalır.

Kemik Zarı İltihabı

Kemik dış zarının iltihabıdır.

-Tamir fazında ortaya çıkar.

-Vurduğu için pişman olma çatışması.

-Şiddet gören bir kişinin çatışması.

-İstenmeyen iletişim çatışması.

-Dokunmak istemek ile istememek arasında kalma.

Örnek: Çocuk anneye başarısız karnesini gösterdiğinde anne çok sinirlenir. Anne çok şiddetli bir tokat atar, bu tokat niyet ettiğinden çok daha sert olmuştur. Çok pişman olur, çocuğunun gönlünü alır, bunun için ağlar. Bir süre sonra elinde uyuşma hissi ile birlikte periost iltihabı oluşur.

Kepek

-Terk edilme ve kendine güvenememe.

-Ayrılık + entelektüel değersizlik.

-Aile ile ayrı düşme (din, hayat görüşü, siyaset), desteklenmeme.

-Baba ile ilgili ayrılık.

Örnek: Çocuğun annesi ile babası ayrılıyor, baba tekrar evleniyor. Anne çocuğunu babasının evine göndermeyi engelliyor. Babasıyla görüşmesine izin vermiyor. Bu durumun sonunda çocukta kepek problemi başlıyor, çatışma anlatılınca normale dönüyor.

Keratit

Keratit, gözbebeği ve irisi kaplayan, gözünüzün ön kısmında yer alan şeffaf, kubbe şeklindeki doku olan korneanın iltihaplanmasıdır.

-Görülen bir şeyden kaynaklı hissedilen acı ve çaresizlik duygusu.

-Birine duyulan aşırı öfke, intikam alma isteği.

-Kendini gizleme ihtiyacı.

-Kıskançlık hissedilen durumlar.

Keratokonus

Keratokonus, normalde yuvarlak şekilli olan korneanın (gözün şeffaf tabakası) öne doğru koni şeklinde sivrileşmesidir.

-"İçimde olup bitenler dışarıdan görülmemeli." (Astigmat çatışması.)

-"Sembolik olarak duvar oluşturup gizleniyorum."

Örnek: Aniden terk edilen genç kızın bu acısını kimseye söyleyememesi sonucu gözlerde keratokonus gelişir. Çatışmanın çözülmesiyle ameliyattan vazgeçilecek düzeyde iyileşme olur.

Keratoz/Yaşlılık Lekesi

Keratoz, halk arasında yaşlılık lekesi olarak bilinen ve uzun süreli kontrolsüz güneşe maruz kalmaya bağlı olarak, en çok güneş gören bölgelerde görülen, deride anormal hücre gelişimini yansıtan deri değişiklikleridir. Genellikle yüzeyi pürtüklü yama şeklinde görülürler.

-Kişinin büyük bir korku yaşaması sonucu kendini korumak için etrafıyla arasında kalın bir bariyer kurma isteği ile ilgili çatışması.

-Yıllarca bastırılan hayal kırıklıkları ile ilgili kişinin içinde yaşadığı isyan duygusunun bedende açığa çıkması.

-Aldatılma anısı veya şüphesi, kişinin bu şüphe yüzünden gerçekliği kaybetmesi, ilişkilerle ilgili güvensizlik.

Kıl Dönmesi

-Aile içi iletişim çatışmalarının başladığı yerde görülür.

-Eğer kuyruksokumunda ise anne-baba çatışması veya cinsellik çatışması içerir.

-Kişinin kendini anlatmak istediği ve anlatamadığı kişi ile yüzleşme yapması faydalı olur.

Kıl Kurdu

-"İtaat etmem gereken aşırı titiz bir annem var, onu memnun etmek için anüsümü bu kurtçuklarla temizliyorum."

Örnek: Anne sürekli evin dağıtılmasından rahatsız ve çocuklara bu yüzden kızıyor. Çocuklar bu durumdan çok rahatsız ve hepsinde kıl kurdu oluşuyor. Bu travma anlatılınca durum düzeliyor.

Kırışıklık

-Çok büyük bir şok veya dramın arkasından ortaya çıkabilir.

-İstenmeden yaşanan ani ayrılık, bir kişiden kopmak zorunda kalmak.

-Kişinin işiyle ilgili yaşadığı tedirginlik, işleri toparlayamama korkusu.

-Gözler arasında kırışıklık var ise sabırsızlık yaşanan, öfkenin ve gerginliğin sebep olduğu durumlar.

Kısırlık

Kısırlık veya infertilite, kadınlarda ve erkeklerde tıbbi nedenlerle çocuk sahibi olamama durumu. Tıpta kısırlık "herhangi bir korunma olmaksızın, düzenli cinsel ilişkiye rağmen bir yıl içerisinde çocuk sahibi olunamaması" şeklinde tanımlanır. Kısırlık sorunu erkek ve kadında eşit oranlarda görülür.

-Anne-baba olmaya dair korkular.

-Soy klanında erken ölen çocuklar.

-Evde çok baskın ve otoriter babanın varlığı.

-"Çektiğim acıları benim çocuğumun çekmesinden korkuyorum."

Örnek: Nakliye işiyle uğraşan bir ailenin büyük oğlu babasının kontrolünde çalışmaktadır. Babasının seçtiği kızla evlenir, bütün seçimlerini babası yapar. Beyin kısırlığı kodlayarak üremeye izin vermez.

Kıskançlık

-Anne hamileyken "Kimse beni hesaba katmıyor, önemsemiyor" çatışması çocuğa kodlanabilir.

-Anne yeni doğan çocuğuyla çok ilgilenmek zorunda kaldığında büyük çocukta kodlanır.

-Çocuk veya ebeveynlerin bir konuda suçlanma yaşadığı çatışma.

Kienböck Hastalığı

El bileğindeki Lunat kemiğin avasküler nekrozu (damarsız hale gelme sonucu gelişen kemik kaybı) Kienböck hastalığı olarak adlandırılır.

-Kişinin sevdiği kişiler ile ilgili duyduğu panik, sevdiklerinin sağlığı ile ilgili kaygı verici olaylar.

-Bir hastalığın üstesinden gelinemeyeceğine dair hissedilen yılgınlık.

-Babayla ilişkide hissedilen büyük değersizlik, babayla iletişim çatışması.

-Kişinin iki kişi iki durum arasında sıkışıp kaldığı durumlar, bir çıkış yolu bulamama.

Kilo

1-Çocukluktan itibaren kilolu kişiler:

-Kuvözde kalan bebekler kilo programını alabilir.

-Düşük kilolu doğan bebekler annesinin kilo alması için dua etmesiyle, alfasını mutlu etmek için kilo alabilir.

-P/A döneminde herhangi bir sebeple annesinden ayrılık yaşayan bebekler (1 gün bile olsa) kilo alabilir.

-Hamilelikteki düşük tehlikesi çocuğun kilo programını çalıştırır.

-P/A döneminde ebeveynlerin bir yası varsa veya düşük, kürtaj, dış gebelik, erken doğum hikâyesi varsa çocuk kilo alabilir.

-P/A döneminde karıkoca kavgaları.

-Çocuğa takılan isimler (ayıcık, bonbon şekeri, elmalı turtam vs.).

2-Belli bir yaştan sonra kilo alanlar:

-Evlilik ile yaşanan hayal kırıklığı, cinsellikte beklentinin gerçekleşmemesi, özen hissetmemek.

-Taciz, ensest anısı.

-Birinin kaybı, yas, düşük, kürtaj, dış gebelik sonrası.

-Eşler arası büyük kavgalar, kapana kısılmışlık hissi.

-Boğulma tehlikesi, bazen borca boğulma dahil.

-Çocuğu için endişelenen kadınların göbek bölgesi yağlanabilir.

-Ameliyat anısı, bazen ölüme yaklaşma deneyimi.

-Yangına şahit olma anısı.

Kireçlenme/Artroz/Osteoartrit

Dejeneratif eklem hastalığı olan osteoartrit halk arasında kireçlenme olarak bilinmektedir. 50 yaş üzerindeki kişilerde en sık görülen eklem hastalığıdır. Osteoartrit vücuttaki herhangi bir eklemi etkileyebilir. En sık etkilediği eklemler eller, kalça, diz ve omurgadır.

-Bedenin etkilenen kısmıyla ilgili öz değersizlik çatışmasının tamir fazı.

Örnek: Yıllarca tenis oynamayan adam ilk üç maçta çok kötü vuruşlar yapar ve yuhalanır. Dördüncü maçta muhteşem bir servis atarak alkış alır, eve gittiğinde osteoartrit geliştirir.

Kirpik Yolma/Saç Yolma/Trikotillomani

-Çocuklarda kızgınlık, reddedilmek, dışlanmak gibi duyguların ifadesi.

-Ebeveynleriyle sağlıklı bağlantısı olmayan çocuk.

-Doğum sonrası anne dikişlerinden kurtulmak isteyince, doğan bebeğe kirpik yolma programını kodlayabilir.

-P/A döneminde yaşanan yuva çatışmaları.

Kistik Fibroz/Mukoviskidoz

Kistik fibrozis (KF), doğumdan itibaren solunum sistemi, sindirim sistemi ve üreme sisteminde yer alan mukus ve ter bezlerini etkileyen kalıtsal bir hastalıktır. Kistik fibrozis özellikle, akciğerler, pankreas, karaciğer, bağırsaklar, sinüsler ve cinsel organların işlevini önemli derecede etkilemektedir.

-Aile ağacında alkol + kepazelik ile ilgili çatışma.

-Ensest anıları, alkol ile ilgili dramlar, hamileyken yaşanan rezalet.

-Bir annenin alkolik koca ile ilgili yaşadığı dramlar.

-Atalardan gelen gazdan zehirlenme, gaz odası anısı.

-Gazla intihar eden bir atanın anısı.

-Yangında dumandan zehirlenme anısı.

-Annenin gebelikte çocuğu kaybetme korkusu.

Örnek: Soy klanında sarhoş bir adam yengesini hamile bırakır. Torunu dünyaya geldiğinde kistik fibroz hastası olur. Bu çatışmanın atalardan geldiği bu olay anlatılınca akciğer kapasitesi %30 artar.

Kleptomani

"Gerçekte gerek duyulmayan maddeleri çalma dürtüsü" olarak tanımlanan kleptomani kelimesi Türkçeye "çalma deliliği" olarak çevrilebilir.

-"Yasaklara duyulan merak sonucu, bu durumu aşmak için çalmayı meşru kılarım."

-Çocuğun ilgi çekmek, iletişim kurulmak üzere beyninin kodladığı davranış. (Dikkat çekmek.)

-Otoriteye meydan okuyan çocuğun, bunu yasakları delerek yansıtması.

-Kıyaslanan ve sürekli eleştirilen çocuğun "başkalarına ait olanı edinme" kodu olarak ortaya çıkabilir.

-Aşırı baskıcı ve otoriter anne veya babanın çocuğunda görülebilir.

Koah

Kronik obstrüktif akciğer hastalığı (KOAH) solunumla akciğerlere alınan havanın kolay bir şekilde dışarı verilememesi şeklinde açıklanabilecek bir akciğer hastalığıdır. Bu duruma neden olan iki süreç kronik bronşit ve amfizemdir.

-Ölüm korkusu (bir hastalık teşhisi sonrası).

-Üst soylarda savaş, kıtlık anısı.

-Havasız kalma korkusu.

-Bir çıkış yolu arayıp bulamama.

-Kendini güvensiz hissetme: "Beni koruyan kimse yok."

Koku Alamama/Anosmi

Koku almama (anosmi), koku duyusunun kaybolması durumu. Kendiliğinden oluşabileceği gibi bazı sorunlarla bağlantılı gelişebiliyor ve her zaman geçici olmayabiliyor. Kalıcı olması durumunda ise daha büyük bir soruna dönüşüyor çünkü koku alamama genellikle tat alma duyusunu da ortadan kaldırıyor.

-Kişinin katlanamadığı bir kokuya maruz kalması.

-Güvensiz bir ortamda her an tetikte olup, saldırıya uğrama korkusu.

-Çok sevilen birinin kokusundan ayrı kalmak ile ilgili çatışma.

Örnek: Okulda beraber aynı sırada oturduğu arkadaşının kötü beden kokusuna maruz kalan çocuk bu durumdan kurtulamaz ve arkadaşını rencide etmemek için söyleyemez. Bir süre sonra koku alma duyusunu kaybeder.

Kolesterol Düşüklüğü

Normal insanlarda HDL kolesterol değerleri erkeklerde ve kadınlarda farklılık göstermektedir. Erkeklerde 40 mg/dl altı HDL kolesterol değerinin düşük olduğu anlamına gelmektedir. 40 mg/dl ile 60 mg/dl arası HDL kolesterol değeri ise iyi anlamına gelmektedir.

-"Kendimi bulma/gerçekleştirme/ifade etmeyi başaramam."

Kolesterol Yüksekliği

-Yaşam sevincini kaybetme ile ilgili çatışma.

-"Sadece kendime güvenebilirim."

-Kendi yağında kavrulmak zorunda kalan desteksiz kişiler.

-Hayata erken atılma, tek başına ayakta durmaya çalışma.

-"Çalışmak zorundayım, hayatta kimseden destek alamam."

Örnek: Küçük yaşta evden ayrılıp çalışmak zorunda kalan çocuk 20 yaşına geldiğinde kanda kolesterol seviyesi yükseliyor. Bu çatışma çözümlendiğinde normal seviyeye düşüyor.

Konjonktivit/Kırmızı Göz

Halk arasında kırmızı göz hastalığı olarak da bilinen konjonktivit, göz akını örten şeffaf dokunun ve gözkapaklarının içinin iltihaplanmasıdır. Bu durum da göz içinde kanlanmaya yol açar. Gözkapaklarının içini ve gözlerin beyaz kısmını (sklera) kaplayan zara konjonktiva adı verilir.

-Gördüklerinden kirlenme çatışması.

-"Gördüğüm şeyden çok utandım, keşke görmeseydim."

Örnek: Babasını başka kadınla gören çocuk bu durumu kimseye söyleyemez. Gözkapaklarında konjonktivit oluşur, çatışma bulunup konuşturulduğunda gözler iyileşir.

Konuşamama/Mutizm

-Konuşamama veya konuşmak istememe çatışmasıdır.

-Kişinin kendini ifade etmek isteyip ifade edememe çatışması.

-"Konuşmak zorundayım ama konuşmak istemiyorum."

-Kişinin saklamak zorunda olduğu bir sır.

-Kişinin kendini veya başkalarını cezalandırma isteği.

-Yırtıcı tarafından fark edilmemek anısı.

Örnek: 10 yaşında çocuk, 6 yaşındaki kardeşi ile şakalaşırken yanlışlıkla onu bahçe duvarının arasına düşürür. Orada sıkışıp kalan kardeşini kurtarmak yerine evden kaçar ve kardeşi saatlerce orada kalır. O günden sonra konuşmaz. Bu durumun çatışması çocuğa anlatıldığında konuşma düzelir.

Kordon Dolanması

-Ailede anne koruyamadığı için ölen bebek var mı?

-Gebelikte bebeği kaybetme korkusu.

-Bir önceki gebelikte bebek kaybı veya korkusu.

-Soy klanında iple asılma.

-Anne tarafından gitmesine izin verilmeyen çocuk.

Örnek: Kadın hamile kaldığında ülkede içsavaş başlar. Bombalar altında hamileliğini geçirmek zorunda kalan anne bebeğini kaybetme korkusu yaşar, bebek kordon dolanması ile dünyaya gelir.

Kornea Ülserasyonu

-Ayrılık ile ilgili yaşanan şok.

-Ayrılmayı başarmak için sembolik olarak mesafeyi artırmak.

-Aldatılma anısı veya korkusu.

Örnek: Eşini başka bir adamla yakalayan adamın bir ay sonra gözlerinde kornea ülserasyonu başlar.

Köpek Alerjisi

-P/A döneminde aldatılan veya aldatılma şüphesi duyan ebeveynin öfke çatışması.

-P/A döneminde nankörlüğe uğrayan, sırtından vurulmuş hisseden ebeveynin çatışması.

-Köpeklerin olduğu ortamda yaşanmış ayrılık içeren bir anı.

Köpekmemesi

Köpekmemesi hastalığı; koltuk altları, göğüs altları ya da göğüs bölgesinde, kasıklarda, kalçalarda ve anogenital bölgede akıntılı, ağrılı şişliklerle seyreden ve bunların gerilemesi ile çeşitli şiddetlerde skarlarla iyileşen bir hastalıktır.

-Koltuk altında ise kişinin evlatlarıyla veya koruması altındaki kişilerle yaşadığı iletişim çatışması, öfke.

-Göğüs bölgesindeyse ev ve yuva ile ilgili ayrılık çatışmaları, yuvanın dağılma tehlikesi, partnere duyulan kin.

-Kasıklarda ise cinsel anlamda kirlenmişlik hissi, taciz, ensest anısı.

-Kalçada ise anne ile veya annelik ile ilgili çatışmalar, anneye duyulan öfke.

Köprücük Kemiği Sorunları

-Kendisi için hayati olan bir şeyi hayata geçirememek.

-Anahtar (sembolik) ile ilgili çatışmalar. "Bu işi çözmek için elimde doğru anahtar yok."

-"Görevlerimle ilgili büyük bir baskı hissediyorum."

-"Bir durumun içinde sıkışıp kaldım, kaçamıyorum."

-Kendini paspas gibi hissetmek.

Kramp

Kas krampları, kaslarınızın bir veya daha fazlasında ani, istemsiz kasılmalar veya spazmlardır. Çok yaygındırlar ve sıklıkla egzersiz yaptıktan sonra ortaya çıkarlar. Bazı insanlar geceleri kas krampları, özellikle bacak krampları yaşarlar.

-Eski düşüncelere, kalıplara tutunma, bırakamama.

-Kaçınılması gereken tehlikeli durumlar.

-Kişinin içindeki tepkileri gösterememesi, bunu yaparsa alacağı tepkiden korkması.

-Kişinin mesleğini yaparken yaşadığı yetersizlik çatışması.

-Kadınlarda âdet döneminde dişiliğin reddi ile ilgili çatışmalar.

Örnek: Yaşlı adamın eşi rahatsızlanır ve evin yükünü üstlenmek zorunda kalır. Eski hayatındaki konforunu arar ve kramplar başlar. Bu çatışma çözülünce kramplar geçer.

Kreatinin Yükselmesi/Düşmesi

Kreatinin, kasta enerji kaynağı olarak görev yapan bir kreatin fosfat metabolitidir. Bu molekül, kas kütlesine bağlı olarak değişse de, vücutta oldukça sabit bir oranda üretilir.

-Yükselmesi: "Şu an yaptığımdan çok daha fazlasını yapmalıydım."

-Düşmesi: Bir eyleme son vermek, bir eylemle ilgili hissedilen vicdan azabı.

Kronik Lenfositer Lösemi/KLL

Kronik Lenfositer Lösemi (KLL) genellikle orta yaşta veya sonrasında görülen, kemik iliği ve kanın yavaş seyirli kanseridir. Beyaz kan hücrelerimizden olan lenfositlerin kemik iliği, kan ve lenf düğümlerinde kontrolsüz ve anormal sayıda artmasıyla oluşur.

-Aile içinde varlığın fark edilmemesi, önemsenmemesi çatışması.

Kronik Miyeloid Lösemi/KML

Kronik Miyeloid Lösemi (KML), kök hücrelerde kanseröz bir dönüşüm meydana geldiğinde ortaya çıkan bir kan ve kemik iliği hastalığıdır. Kök hücreler, kemik iliği içerisindeki tohumlar gibidirler ve üç ana kan hücresi olan beyaz kan hücresi, kırmızı kan hücresi ve trombositten birine dönüşürler.

-Çok derin değersizleşme çatışması.

Kronik Yorgunluk Sendromu/Asteni

Normal yorgunluktan farklı olarak, asteni dinlenme sonrasında geçmez ve genel verimlilik ve ruh haline yansır, sonuç olarak sinir sisteminin tükenmesi ve sinir hücrelerinin dengesi bozulmaktadır. Asteni sendromu birçok hastalığın yan kardeşidir, kalp ve damar hastalığından mide rahatsızlığına dek sizlere eşlik eder.

-Yönünü kaybetme çatışması, sürüden ayrılmış koyun gibi hissetme.

-Yerinden, yurdundan edilme çatışması.

-Öz değersizlik ve güçsüzlük çatışması.

-Hayatta kalma ile ilgili çatışmalar.

Krup

Krup ses telleri (larenks) ve soluk borusunda ödem oluşmasına yol açar. Ödem hava yollarını daraltarak nefes alıp vermeyi zorlaştırır. Krup hastalığı olan çocuklarda kaba, havlamayı andıran öksürük ve nefes alma sırasında sesli, tiz bir ses vardır (stridor).

-Kişinin sembolik anlamda "nefesini kesen" kişi olay ve durum bu çatışmayı tetikler.

-Bir otoriteye istediği tepkiyi veya cevabı veremeyen kişinin sembolik olarak isyan etme biçimidir.

-Bir kişi reddedilme korkusu yaşıyorsa, duygularını bu korku yüzünden bastırıyorsa beden bu sinyali verebilir.

Ksantelazma

Ksantelazma, genellikle kolesterol ve bağışıklık sistemi hücrelerinin epidermis üzerinde birikmesi sonucu oluşur.

-Kişinin hayatta erken büyümek zorunda kalması, hayatta tek tabanca olarak yalnız mücadele etmesi.

-Aile üyeleri için kaygılanma, ailenin ekonomik olarak geleceği ile ilgili yaşanan korkular.

-Katlanmak zorunda olunan karşısında kişinin kendini savunamaması.

-Savaşmak zorunda kalınan durumlar, baskıyı artırmak için güçlenme isteği.

-Kirli bir görüntü çatışması.

Kulak Çınlaması/Tinitus

-Öncelikle sesin neye benzediğine bakılmalıdır.

-İşitme yoluyla ayrılık haberi alma.

-Duymak istenen ama duyulamayan ses (kayıp).

-İçsesini duymak ile ilgili çatışma.

-"Duyduklarım beni çok incitti, bunu duyduğuma inanamıyorum."

-Travma anında ortamda alt tonda bulunan sesler beyinde yankılanmaya başlayabilir.

Örnek: Adam annesinin hastaneye yatırıldığını öğrenir, hemen hastaneye gider. Odaya girdiğinde annesinin öldüğünü öğrenir ve üstü örtülü bir şekilde morga götürüldüğünü görür. Yatağın tekerleklerinin çıkardığı ses kulaklarından gitmez, çatışmayı fark ettiği anda sesler anında kaybolur.

Kulak Sorunları

-Kulak bebeğin anne karnına düşmesinden kısa bir süre sonra işlevine başlar. Bu yüzden işitme ile ilgili çoğu sorun anne karnında programlanmıştır.

-Kulakla ilgili problemler "duyma", "duymayı başaramama", "duyduklarından acı çekmek" ile ilgili çatışmalardır.

Kulunç

Kulunç ya da tıp dilindeki adıyla myofasial ağrı sendromu, kas veya kası saran zar içerisinde gerilim sonucu kısalmış kasın gevşeyememesi nedeni ile oluşan kas düğümcükleridir.

-Aile içinde fazla sorumluluk almak, takdir görmemek, değersiz hissetmek.

-Kişinin kendini savunamadığı bir dönemin sonu, kendini savunmaya geçmesi.

-Kişinin kendi evinde, kendi alanında yer bulamaması, alanına bir yabancının girmesi, kendi alanının işgal edilmesi.

Kunduracı Göğsü/Güvercin Göğsü/Göğüs Kemiği Şekil Bozukluğu

Pektus Ekskavatum, halk arasında kunduracı göğsü olarak da bilinen hastalık, bir göğüs duvarı deformitesidir. Deformite, sternum denilen göğsün orta hattındaki iman tahtası kemiğiyle beraber kaburgalarla bağlantıyı sağlayan kıkırdak yapının içe doğru çökmesi durumudur.

-Kişinin göğüs ile ilgili hissettiği değer kaybı.

-Kişinin karizmasını kaybetme çatışması.

-Kadınların memeyi aldırmak zorunda kalması sonrası yaşadığı çatışma.

-Çocuklarla karşı karşıya kalınan çatışmalar.

Örnek: Mastektomi (memenin alınması) sonrası kadının hissettiği estetik değer kaybı ile ortaya çıkabilir.

Kurdeşen/Ürtiker

Kurdeşen ya da tıbbi adıyla ürtiker ciltte aniden ortaya çıkan ve ortası soluk kırmızı döküntülere sebep olan bir rahatsızlıktır. Halk arasında kurdeşen dökmek olarak tabir edilen hastalık vücutta genellikle belirli bir bölgede ortaya çıkar. Fakat bazen tüm vücudu kaplayan döküntüler de bulunabilir.

-Kin duygusunun devam ettiği bir ayrılma çatışmasının tamir fazı.

-"Bütünlüğüm zedelendi, affettim ama öfkem hâlâ geçmedi."

Kuru Öksürük

-"Saldırganı, otoriteyi reddediyorum."

-Alanındaki kısıtlamaları, yabancıyı, başkalarını kabul edememe, tolere edememe, reddetme.

Örnek: Eşi Alzheimer hastası olan adam bakıcı tutmak zorunda kalır ancak evdeki bütün eşyaların yeri değişir ve bu durumdan rahatsız olur. Kuru öksürük başlar. Çatışma çözülünce öksürük geçer.

Kusma

-Bir reddedişin, geri çevirmenin dışavurumu.

-Korku, panik, anksiyete hisseden çocukların çatışması.

-"Bana dayatılan şeyi yutamıyorum, reddediyorum."

Örnek: 7 yaşındaki çocuk sürekli kusuyor. Annesinin bir hamilelik anısı aklına geliyor; yeni aldıkları evlerinde sürekli barbekü partisi düzenledikleri dönemde kokudan midesi bulanıp sürekli kusuyor. Bu anıyı çocuğa anlattığında kusma duruyor.

L-M

Laktoz İntoleransı

Sütün temel karbonhidratı olan laktoz disakkaritinin (süt şekeri) sindirilememesi durumuna laktoz intoleransı adı verilmektedir. Buradaki çatışmalar P/A döneminde gerçekleşir.

-P/A döneminde anneden ayrılma çatışması, ebeveynlerin kendi anneleriyle yaşadığı çatışma.

-Diş çıkarmadan önce sütten kesilen bebeklerde, yeterince emzirilmeyen bebeklerde ve memeden çok ani kesilen bebeklerde görülür.

-P/A döneminde sütün tüketildiği bir ortamda alınan kötü bir haber veya ayrılık içeren anılar.

-Üst soylarda mandıracılık, hayvancılık, süt üretimi yapan atalar varsa buraya da bakılmalıdır.

Larenks/Larenjit

-Kişinin nefesini kesen, kişiyi zor duruma sokan olaylar.

-Otorite karşısında sessiz kalma, cevap verememe.

-Tepki vermek isteyip tepki verememek.

Lejyoner Hastalığı

Legionella türlerinin neden olduğu ciddi bir akciğer enfeksiyonudur.

-Öfke ve adaletsizlik karşısında çaresiz hissetmek.

-Kendini suçlamak ile ilgili çatışmalar.

-Kişinin kendini istemediği bir savaşın içinde hissetmesi.

-Utanç hissettiren deneyimler.

Lenf Bezi İltihabı/Lenf Adenit/Adenolenfit

-Gereğinden fazla büyütülen önemsiz bir olay.

-Bir şeyi elde tutmak konusunda yetersizlik, elden kaçırma.

-Çok basit bir kayıp, elden kaçırma için büyük bir çatışma yaşama.

Örnek: Taşınmak istediği daireye başkası taşınınca kadının lenf bezleri şişer. Bu çatışma ile yüzleşince çözüme kavuşur.

Lenf Damarları Sorunları

Lenf damarları, lenf adı verilen sıvı, kılcal damarlarla hücreler arasında bağlantı kurar. Sürekli hareket halinde olan lenften hücreler gerekli maddeleri alırlar ve artık maddeleri lenfe bırakırlar. Sonra lenf, giderek birleşip kalınlaşan özel kanallarla (lenf kanalları) toplanır.

-Kaygı ile birlikte deneyimlenen öz değersizlik ve ilgili bölgeyi koruma ihtiyacı.

Lenf Nodları Sorunları

Lenf damarları, lenf nodları adı verilen küçük, yuvarlak doku kitlelerine bağlanmaktadır. Boyun, koltuk altı, göğüs, karın ve kasıkta lenf nodu grupları bulunmaktadır. Lenf nodları beyaz kan hücrelerini depolar.

-Tamir fazında görülür.

-Kendini koruyamama, kendini savunamama çatışması.

-"Artık ona güvenmiyorum."

-Gelecekle ilgili kaygı yaratan olaylar.

Örnek: Adam ilişkisinde kendini değersiz hisseder ve terk edilir. Yeni bir ilişkisi başladığında lenf nodları geliştirir. Bu çatışmayla yüzleşince normale döner.

Lenfanjiyom

Lenfanjiyom, halk arasında yaygın olarak bilinen beyaz kan taşıyan damarların kendiliğinden aşırı artması ile oluşan bölgesel bir şişlik nedenidir.

-P/A döneminde yönünü kaybeden, yolunu şaşıran, kendini korunmasız hisseden ebeveynin çocuğuna aktardığı çatışma.

-P/A döneminde aileye adapte olamayan, aile tarafından dışlanan ebeveynin çocuğa aktardığı kod.

-Yine P/A döneminde babayla yaşanan adaletsizlik içeren çatışmalar. Bazen ebeveynlerin kendi babalarıyla, bazen bebeğin babasıyla ilgili olabilir.

-P/A döneminde düşük, kürtaj, yas varsa bu kayıp çatışması bebeğe lenfanjiyom olarak aktarılabilir.

Lenfoma

-Değersiz hissetme çatışmasının tamir fazıdır.

-Lokmayı yakalayamadığımız ve bununla ilgili kaygılandığımız olaylar.

-Yakalanan fırsatı elde tutamama kaygısı.

-Büyük bir korku çatışması ve etkilenen beden bölgesinin sembolik anlamı.

-Aşk ve cinsellikle ilgili büyük korku, suçluluk, umutsuzluk.

-Kendini bir gruba ait hissetme ihtiyacı.

Örnek: Kararları yüzünden sürekli eleştiri alan hâkim, emekli olduktan sonra boynunda lenfoma geliştirir (tamir fazı).

LGA Hastalığı/LGA Bebek

Doğum ağırlığının gestasyon yaşına göre 90, persantilin veya 4000 gr'ın üzerinde olması olarak tanımlanır.

-Hamilelikte yaşanan düşük tehlikesi, annenin eli karnında olarak hamileliği geçirdiği, çocuğu için fazla telaşlandığı hamilelik dönemi.

-P/A döneminde çocuğun geleceği için kaygı duyma, finansal anlamda çocuğun geleceğinden endişe duyma.

-P/A döneminde düşük, kürtaj, yas ve ayrılıklar.

-P/A döneminde eş çatışmaları.

-P/A döneminde eşler arası yaşanan ayrılık çatışması.

Liken Planus

Liken planus; cilt, saç derisi, tırnak ve mukoz membranları etkileyen ve bu bölgelerde ödem ve tahrişe neden olan bir durumdur.

-Bir ayrılık çatışmasında hissedilen öfkenin içine bastırılması, öfkeyi göstermek isteyip çaresiz bir şekilde kabul etme zorunluluğu.

-Bir ilişkide terk edilmekten korkan tarafın, bu ilişki hatırına yapmak istemediği şeyleri yapmak zorunda kalması.

-Baba tarafından yeterince sevilmemek, P/A döneminde babanın bebeği aldırmak istemesi, beklenti dışı cinsiyetle dünyaya gelen bebek.

-Birinin kaybı ile yaşanan derin acı, yasın sonlandırılamaması.

Lipödem

Lipödem, hormonal değişiklikler, kılcal damarlardaki bozukluklar ve genetik bozukluklar sonucu; bacaklarda, kalçada ve kollardaki yağdoku birikimi ile kol-bacaklarda kalınlaşma ve şişliğe neden olan bir bağdoku hastalığıdır.

-Estetik anlamda incitilme anısı, bir erkek tarafından aşağılanan kadının çatışması.

-Taciz, ensest anısı.

-Emzirme sırasında terk edilmekten korkma, aynı dönemde korunma ve güvenliği kaybetme korkusu.

-Küçük yaşta ailesi tarafından terk edilen çocuğun aldığı kod.

-Annenin babaya ihaneti anısı, anneden utanma, anneye öfke, anneyle ters düşme, ona karşı gelme çatışması. "Annemden daha iyi bir insan olmalıyım, annemin bana yaşattıklarını affedemiyorum."

Livedo Reticularis

Livedo reticularis (LR), deride menekşe renkli, ağ benzeri siyanotik bir patern ile karakterize hiperpigmente renk değişikliğidir.

-Bir yasın sonlandırılamaması, beklenmedik bir anda birinin kaybı.

-Bir ayrılık çatışması sonrası hissedilen temas yoksunluğu.

-Kişinin kendini kirlenmiş hissetmesi, taciz veya ensest anısı.

Lordoz

Beldeki normal çukurluğun artmasıdır. Karın, sırt, kalça kasları ve bağlarındaki dengesizlikler ve güç kayıpları bel çukurluğunu artırır. Ayrıca karın kaslarında gevşeklik, aşırı kilo, lomber lordozu artırır.

-Babayla bağlantı kurma isteği.

-Sembolik olarak anneden kaçıp babaya sığınma isteği.

Örnek: Kadın hamile kaldığında kocası erkek beklentisi için hazırlık yapar. Kız olduğunu anlayınca hazırlıklardan vazgeçer, çocukta lordoz oluşur.

Lösemi

Lösemi vücuttaki beyaz kan hücrelerinde oluşan kanser türüdür. Lösemi, kan kanseri veya kemik iliği kanseri olarak da bilinir.

-Çok önemli bir değer kaybı çatışmasının tamir fazıdır.

-Aile içinde yaşanan majör değer kaybının tamir fazıdır.

-Kendine özsaygı geliştiren bireyin, eski anılarından kalan çatışmaları tamir etmesi ile ortaya çıkar.

Örnek: Çok sevdiği karısını başka bir adamla yatakta yakalayan adam büyük bir değersizlik çatışması yaşar. Yıllar sonra yeni eşinin verdiği değer ile çok mutlu olur ve lösemi geliştirir. Bu çatışmanın farkına varınca düzelme görülür.

Lyme Hastalığı/Borreliosis

Lyme hastalığı veya Borreliosis, genelde Ixodes ricinus (sakırga) türü kenelerin ısırması ile insana geçen Borrelia burgdorferi adlı ve benzer bakterinin yol açtığı bir hastalıktır. Hastalık değişik şekillerde ortaya çıkmakla beraber, ilk belirti deride kenenin ısırdığı bölgede kızarıklıktır.

-Ayrılık ile ilgili duyulan pişmanlık.

-Soy klanında göç sırasında klanı bir arada tutma çatışması.

-Soykırım, kıtlık anısı.

Örnek: Savaştan kaçarken aile fertlerinin çoğunu kaybeden danışanın vücudunda oluşur. Bu çatışma ile yüzleşince iyileşir.

Madde Bağımlılığı

-Marihuana kimlik çatışmasını temsil eder. Baba kürtaj istedi mi, anne bebeği istedi mi? Doğan çocuk bu çatışmalarla doğmuş olabilir.

-Kokain bir kişinin nefret ettiği kişiye katlanma zorunluluğunu (bazen anne-babanın hamilelik döneminde hissettikleri nefret) temsil eder.

-Metamfetamin aile ağacında yavaşlık yüzünden yaşanan dramla ilgilidir, birinin hastaneye yetiştirilememesi, yapılması gereken bir işin yetiştirilememesi.

-Afyon, P/A dönemi cinayet, savaşla ilgili şahit olunan olaylar.

-Genel olarak bütün madde bağımlılıkları yasaklamalar ile ilgili olabilir.

Maküler Retinopati

Diyabetik Maküler Ödem, diyabet hastalarında kan şekerinin yüksek olmasından kaynaklanan her tür retina (görmeye yarayan sinir hücrelerinin bulunduğu tabaka) hasarını kapsayan, Diyabetik Retinopati'nin seyri sırasında herhangi bir zamanda, zayıflayan damarlardan sızan kan ve sıvının makula adı verilen görme merkezinde birikmesidir.

-Aile içinde birinin ölümüne tanıklık etmek.

-Merkezdeki kişinin veya çok sevilen bir kişinin kaybı.

Örnek: Bir araba trafik kazasında eşinin arabada sıkışıp ölmesine tanıklık eden kadında gelişiyor. Çatışma ile yüzleşince gerileme, iyileşme oluyor.

Manik Depresif/Bipolar Bozukluk

Bipolar, taban tabana zıt olan "mani" ve "depresif" duygu durumuna sahip kişilerde iki uçlu bozukluğu tanımlamaktadır.

-"Hayat bana dar geliyor, ailem yeteneklerimi kullanmamı engelliyor."

-Hayatı yaşamaya değer bulmayan kişinin yaşadığı büyük hayal kırıklığı anısı.

-Kendini ispat etmeye çalışan bireyin sürekli engellendiğini hissetmesi, bununla ilgili kapana kısılmış hissetmesi.

-Babanın anneye şiddet göstermesi sonucu çocukta gelişebilir.

Marfan Sendromu

Marfan sendromu vücudun bağdokusunun elastikiyetine, dayanıklılığına etki eden bir proteinin bozukluğu nedeniyle meydana gelir.

-Aile içinde büyük bir sırrın varlığı.
-Taciz, ensest anısı.
-Aile içi iletişim çatışması.
-Ani yaşanan ayrılıklar.

Mastit

Mastit göğüs dokusunun enfeksiyon sonucu iltihaplanmasıyla ortaya çıkar. En çok da emziren anneleri, emzirmelerinin 6-12. haftalarında etkiler.
-Annelikle ilgili hissedilen suçluluk duygusu.
-Yuva içinde yaşanan duygusal şok.

Mastoidit

Mastoidit kulağın arkasındaki hassas bir kemik olan mastoidi etkileyen ve tüm kulak enfeksiyonları içinde en nadir görülen bakteriyel bir enfeksiyondur. Yapısı bal peteğine benzer olup orta kulakta hava boşluğu sağlamaya yardım eder.
-"Duyduklarıma inandım, kandırılmışım."
-"Bana bir söz verildi ama tutulmadı."
-"Babama verilen sözler tutulmadı."
-"Duyduklarım yüzünden panik oldum."
Örnek: Kadın hamileyken eşi gelir ve işten çıkarıldığını söyler. Duydukları karşısında panik olan kadın mastoidit geliştirir. Bu travma boşaltıldığında düzelme görülür.

Mastositoz

Mastositoz, mast hücrelerinin bir ya da birden çok organda anormal çoğalması ile karakterize nadir görülen bir hastalıktır.
-P/A döneminde kazayla hamile kalınan bebek bunu geliştirebilir. Aynı zamanda bebeğin aldırılması düşüncesi, cinsiyeti ile ilgili hayal kırıklığı.

-Hamilelik öncesi 1 yıllık süreçte düşüğü olan annenin yeni doğan bebeğe bu çatışmayı yüklemesi, bebeğini kaybetme korkusu, düşük tehlikesi.

-Kişinin terk edildiği, hayal kırıklığına uğradığı, yarı yolda bırakıldığı ayrılık çatışması.

-Beklemediği biri tarafından hakarete uğrayan kişinin yaşadığı şok.

Matematik Sorunu Yaşayan Çocuk

-Matematik bir semboller bilimidir. Söz, nişan, düğün, yüzük gibi âdetlerin sırası karışmışsa doğacak çocuk matematik dersinde zorlanır.

-Gebelik âdet döngüsünün yanlış hesaplanması yüzünden oluşmuşsa doğacak çocuk yine hesaplama hataları yapabilir.

-Anne-baba ayrılığı yaşayan çocuk aritmetik işlemlerini yapmakta zorlanır.

-P/A dönemi baba hesaplarla ilgili stres yaşarsa bu çocuğun kodlarına yansır.

Örnek: Ailelerini ikna edemeyen çift kaçarak evlenirler ve çocuk olana kadar aileler onları affetmez. Çocuk doğduktan sonra ailelerin isteği ile düğün yaparlar, çocuk büyüdüğünde matematik ve geometride çok zorlanır.

Medulloblastom

Medulloblastom çocuk ve gençlerde en sık görülen kötü huylu solid tümördür, tüm çocukluk çağı kötü huylu tümörlerinin %20'sini oluşturur. Bu hastalık nadir de olsa genç yetişkinlerde de görülür. Diagnoz yani tanı anında hastaların ortalama yaşı beş ila yedidir.

-Bütünlüğün kaybına dair büyük çatışma.

-Babanın kaybı (ölüm, boşanma, yok olma, terk etme).

-Korunmasız, desteksiz kalma çatışması.

-Bir saldırı anısı.

-Acil çözümler üretme, babanın yerini alma zorunluluğu.

Örnek: Anne hamileyken eşine beyin tümörü teşhisi konmuştur. Bu çatışmayla doğan bebekte medulloblastom görülür.

Meme Kanseri

1. Süt Salgı Bezi Kanseri:

- Tamir fazında ortaya çıkar.

-Çocuğumu, kocamı, evliliğimi etkileyen dram. Bu daha çok annelikle ilgili bir çatışmanın tamir fazıdır.

-Kanserli bir memede üretilen süt normal sütten çok daha kalorilidir. Beynin evladı beslemek için bulduğu çözüm budur.

-Sağ elini kullanan bir anne için sağ meme annelik yapmadığı ancak değer verdiği kişiler ile ilgilidir (partner, kardeş, anne, baba, büyükanne, büyükbaba). Meme ile ilgili çatışmalarda cinsellik konusu yoktur, yuva çatışması vardır.

-Sağ elini kullanan bir anne için sol meme annelik edilen kişiyle yaşanan dramla ilgilidir (bebekler, çocuklar, ev hayvanları, daire, apartman, proje).

Örnek: Çocuk 7 yaşına geldiğinde kan değerleri anemiyi çağrıştırıyor. Bu duruma çok üzülen anne evladı için telaşlanıyor. Yapılan ikinci testte değerlerin normal olduğu anlaşılıyor, kadın çok mutlu oluyor. Bir yıl sonra meme kanseri başlıyor.

2. Süt Kanalları Kanseri/İntra Duktal Meme Kanseri:

- Tamir fazında ortaya çıkar.

-Yuvada ayrılık çatışması, iletişim eksikliği, kişinin sevgisini göstermesi ile ilgili çatışmalar.

-Yiyeceklerin (sembolik) taşınması ile ilgili bir hikâye.

Örnek: Kadının 12 yaşındaki oğlu işlediği bir suç yüzünden ıslahevine konulur. Çocukla iletişim kuramaz (süt kanalları). Çocuk serbest kaldıktan sonra tamir fazı başlar ve intra duktal meme kanseri oluşur.

3. Meme Derisinde Kanser/Melanom:

-Bu, kişinin yuva içinde onurunun, gururunun, bütünlüğünün zedelenmesi veya kirlenmesi çatışmasıdır.

Örnek: Kadın kocası tarafından aldatıldığını öğrendikten sonra, bir kalkan gibi melanom geliştirir.

4. Meme Nörofibromatozusu/Von Recklinghausen Sendromu:

-Temas çatışması.

-Dayatılan, hoş olmayan, istenmeyen, acı verici temas.

-Kadın ayrılmak istiyordur ama erkek razı olmuyordur, kadın artık temas istemiyordur.

Örnek: Sürekli gittiği doktorun muayenesinden rahatsız olan kadının çatışması.

Meme Kanserinin Yerleşimi:

-Üst Kadran: "Çatışmamı düşünüyorum, tekrar tekrar tetikleniyorum."

-Orta Kadran: Sanki hançer gibi saplanan derinden hissedilen şok.

-Alt Kadran: "Çatışmamda kendimi değersizleştiriyorum."

-Dış Kadran: "Saldırıya uğramış hissediyorum." Tehlike dışarıdan gelmiştir, ailenin, evinin, işinin, klanının dışından.

-İç Kadran: "Başka birisiyle ilgili olarak kendi içimde yaşadığım dram." Tehlike içeriden gelmektedir; yuvanın, klanının, işinin, departmanının içerisinden.

-Derin Yerleşim: Gizli, sır olarak, gizlemek zorunda olunan çatışmalar.

Memede Kalsifikasyon

Memedeki kalsifikasyonlar (kireçlenmeler), memenin yumuşak doku arka planında parlak beyaz lekeler veya noktalar olarak görünen küçük kalsiyum birikintileridir.

-Kadının yuvada kendini terk edilmiş, yalnız hissettiği anılar memede kireçlenme sebeplerinden biridir.

-Evlatlarla veya eşle ilişkide sorun yaşayan kadının çatışması.

-Çocuklarının sağlığı veya geleceği için endişe duyan kadının beyni kalsiyumu artırarak kendi çözümünü bulur.

-Eşi için endişe duyan kadının çatışması, cinsellik içermeyen daha çok eşinin sağlığını ilgilendiren endişeler.

Menenjit

Beyin ve omuriliği çevreleyen zarların iltihaplanması olarak tanımlanan menenjit, acil tıbbi müdahale gerektiren bir hastalıktır. Ateş, baş ağrısı ve kusma menenjitin temel belirtileridir; ancak bu belirtiler kimi başka hastalıklarda da saptanabilmektedir.

-Bir konu üzerine aşırı kafa yorma sonucu gelişebilir.

-"Başım, beynim için korkuyorum."

-"P/A döneminde kumanda merkezime, merkezi sinir sistemime saldırı."

-"Başımda korumam gereken bir bölge var."

-P/A döneminde ebeveynlerin yaşadığı, hayati tehlike içeren korkular.

Menenjiyom

Menenjiyomlar, beyni saran zarlardan kaynaklanan, yavaş büyüyen ve çoğu iyi huylu olan tümörlerdir. Beynin içinden kaynaklanmadığı için teknik olarak beyin tümörü olmasalar da büyümeleriyle beraber beynin üzerinde baskı yaratarak birtakım belirtilere sebep olurlar.

-Kendini hiçbir yere ait hissetmeme.

-Kafaya, komuta merkezine yapılan saldırıya karşı korunma.

-Beyin tümörü korkusu.

-Kafayı korumak gereken bir hastalık.

Meniere Hastalığı

Meniere, içkulakta aşırı basınç nedeniyle ortaya çıkan bir hastalıktır. Hastalık, içkulakta bulunan denge organının etkilenmesi sonucu ortaya çıkar. Meniere hastalığında görülen üç ana belirti; beklenmedik ani vertigo atakları, kulak çınlaması ve işitmede azalmadır.

-Kendini bir labirentin, çıkmazın içinde hissetme çatışması.

-Bir şeyle ilgili değer yitimi çatışmasının tamir fazı.

-"Duyduğum şeyden acı çektim."

-Gelecek için aşırı endişelenme.

-"Olduğum yerde durmak zorundayım, hareket etmemek daha güvenli."

-Baba kaybı.

Örnek: Babası tarafından terk edilen çocuğun anısı.

Menüsküs

Vücutta uyluk kemiği (femur) ve kaval kemiği (tibia) arasında yer alan yastıkçıklara menüsküs adı verilir. Menüsküsler her dizde birisi içte diğeri dışta olmak üzere iki adet sert kıkırdak yapısında dokudur.

-Otoriteye teslim olmak istememe. (En çok anne otoritesi).

-"Daha fazla temasa ihtiyacım var."

-"Huzura ermek için teslim olmak, uyum sağlamak zorundayım."

-Kendi başına ayakta duramama ile ilgili çatışma.

-Yeniden barışma ihtiyacı.

Örnek: Eşi tarafından terk edilen adam barışmanın bütün yollarını ararken ekleminde menüsküs gelişir. Bu çatışma ile yüzleşince düzelme olur.

Mesane Sarkması

Mesane sarkması, vajina ön duvarına komşu olan idrar torbasının rahim içerisine doğru bombeleşmesine verilen addır. Bu durumda özellikle öksürme, hapşırma, ağır şeyler taşıma gibi karın içi basıncını artıran durumlarda kadının vajina içerisinde şişen idrar torbasını eliyle fark edebilmesine yol açar.

-Babanın yokluğu.

-Ailede bir nişanın atılması, bir bağın kopması.

-Alanı daha iyi işaretleme çatışması.

Örnek: Gözü gibi baktığı eşyalarını icra yüzünden kaybeden kadın eşinden boşanır, mesanede sarkma görülür.

Mesane Taşı

Bazı durumlarda idrarda taş oluşumuna neden olabilen normalden daha yüksek oranlarda kalsiyum, magnezyum ve oksalat gibi mineraller görülebilir. Bu minerallerin idrar torbasında birikmesi ve çökmesi ile oluşan sert kitlelere ya da kümelere ise mesane taşı adı verilir.

-Kişinin alanını düzenleyememe, düzeni kaybetmek ile ilgili çatışması.

-Birinin alanında veya çevresinde hoş olmayan ilişkiler.

-Düzenini kaybetme tehlikesi.

Örnek: Bir asistan çocuğu olduktan sonra ders çalışmakta zorlanıyor ve akademik kariyeri tehlikeye giriyor. Bu çatışma ile mesane taşı oluşuyor.

Mezotelyoma

Mezotelyoma, vücudun iç organlarını saran zar dokusunun kanseridir.

-Kişinin kendi sağlığı ile ilgili panik olduğu ölüme yaklaşma deneyimi.

-Bir kişi tarafından fiziksel veya sembolik anlamda saldırıya uğrama, kendini güvende hissetmeme. Her an saldırıya uğrama korkusu.

-P/A döneminde sağlığı için endişe eden ebeveynin çocuğuna aktardığı çatışma.

Mide Bulantısı

-"Bana yapılanın karşılığını vermek istiyorum."

-"Bu adaletsizliği hazmedemiyorum."

-Dayatmaları reddetme çatışması.

Mide Fıtığı

Mide fıtığı, midenin üst kısmında karın ve göğüs bölgenizi ayıran büyük kasın diyaframdaki bir açıklıktan göğsünüze doğru şişmesine verilen addır. Diyaframın mideye bağlanmadan evvel yemek borusunun geçtiği küçük bir açıklık mevcuttur.

-"Söylemek istiyorum ama söyleyemem."

-Reddedilme çatışması. "Bir ümit, kabul görmem için kapıyı açık tutuyorum."

-"Annemden hiçbir zaman duymak istediğim güzel cümleleri duyamadım."

-Bebeğin şefkate ve ilgiye açlığı ile ilgili çatışması.

-Köşeye sıkıştırılma, tuzağa düşme çatışması.

Örnek: Sevdiği adam için annesinden onay alamayan genç kızın midesinde zamanla fıtık olur. Yıllarca bu hastalıkla yaşamak zorunda kalır. Travmasının farkına varıp çözünce fıtık geçer.

Mide Kanseri

Tüm kanserler arasında en sık karşılaşılan 4. kanser olan mide kanseri, midenin herhangi bir bölgesine yerleşen ve genellikle lenf bezleri, karaciğer, akciğer gibi organlara yayılabilen özelliktedir. Mide kanseri çeşitli nedenlerden dolayı mide mukozasında kötü huylu tümörlerin gelişmesi sonucunda gerçekleşir.

-"Bu iri lokmayı hazmedemiyorum."

-Aile içinde yaşanılan, kişinin pasif kaldığı çatışmalar.

-Yakın zamanda yaşanmış aile içinde uyumsuzluk çatışması.

Örnek: Adam annesi öldükten sonra ondan kalan evin satılmasına karşıdır. Bütün kardeşler satılmasını ister ve yasalar çoğunluğun isteğine uyar. Adam yüksek teklif vermesine rağmen evi başkası alır ve bu çatışmayı sindiremez. Mide kanseri gelişir.

Mide Sorunları

-Aile ya da arkadaşlar arasında yanlış anlaşılma.

-Alanında sindirilemeyen muhalefet, eziyet.

-Midede anahtar kelime "yanlış anlaşılma"dır.

Mide Spazmı

Midenin ağrılı bir şekilde kasılmasına mide spazmı adı verilir. Spazma bazı mide rahatsızlıklarına da neden olabilmektedir.

-"Sindiremediğim bir şey var."

-Yutulamayan ve cevap verilemeyen emirler.

-Otorite karşısında boyun eğme zorunluluğu.

-Çok pislik bir olay karşısında kimseyi ikna edememe.

-Yanlış anlaşılma sonucu hissedilen deneyim.

Mide Ülseri

Midenin iç yüzündeki belirli bir kısmın aşınması sonucu meydana gelen yaraya mide ülseri denir. Midenin iç kısmında mukusu üreten hücrelerden oluşan bir tabaka bulunur. Mukus, mideyi mide asitlerinden ve sindirim sıvılarından korur. Bu koruyucu tabaka zarar gördüğü zaman ülser ortaya çıkabilir.

-"Bölgeme zorla girenler var."

-"Katlanamadığım biri tarafından zorlanıyorum."

Örnek: Hamileliğinde kayınvalide zorbalığına uğrayan kadının bebeği doğunca mide ülseri geliştirir. Bu durum bebeğe anlatılınca düzelme olur.

Migren

Migren entelektüel seviyedeki bir değersizleşme çatışmasının tamir fazıdır.

-Kusursuz olmaya çalışmak ile ilgili çatışma.

-"Yapamayacağım sanıyordum, yaptım."

-"Ben onlar kadar iyi değilim, onlar kadar becerikli değilim."

-"Babamın babam olmasından utanıyorum, beni rezil ediyor."

-Tehlike tarafından fark edilme, görülme korkusu.

Örnek: Babası ile büyük sorunlar yaşayan genç kız evlenip baba evinden ayrılınca migren atakları başlar. Bu çatışma ile yüzleşince ağrılar geçer.

Mitral Kapak Prolapsusu

Mitral kapağın bir ya da iki kapakçığının da kalbin kasılması sırasında sol kulakçığa doğru bombeleşmesi, kubbeleşmesi ya da çökmesine mitral kapak prolapsusu denir.

-Anne-baba arası iletişim yetersizliği.

-Anne tarafından kovulan çocuk, anneyle çocuk arasındaki iletişimin yetersizliği.

-Koca evden atılır, yalvarsa da kadın tarafından affedilmez.

-Sevilen partnerden ayrılmak zorunda kalma.

Örnek: Hâlâ sevdiği karısından boşanmak zorunda kalan adamın çatışması.

Mitral Kapakta Darlık

Mitral kapak darlığı, kapağın akut eklem romatizması nedeniyle hasar görmesi sonucu oluşur. Kapak kalınlaşıp sertleşir ve işlev göremez.

-Ebeveynlerin boşanma anısı.

-Ebeveynler ve çocuk arasındaki çatışma.

Örnek: Doğumdan hemen sonra boşanan çiftin bebeğinde mitral darlık görülür. Bu çatışma bebeğe anlatıldığında düzelme olur.

Mitral Yetmezlik

Mitral yetmezlik (MY), mitral kapağın sol ventrikülün kasılması sırasında tam kapanamaması ve bunun sonucunda sol ventrikülden sol atriuma kanın geri kaçmasıdır.

-"Babam beni dışarı atsa da, annem sayesinde geri dönüyorum."

-"Babamın sevgisine annem aracılık yapıyor."

Örnek: Baba kızını evden atar, kız annesinin müdahalesi ile eve geri döner.

Miyokardit

Miyokard, kalbin kasılıp gevşemesinden sorumlu olan ve kalp kasını oluşturan tabakadır, miyokardit kalp kasının iltihaplanmasıdır.

-Olaylar karşısında yeterince performans gösterememek, yarışı baştan kaybetmek hissi.

-Kişinin zihninde oluşturduğu yol planını hayata geçirememesi.

-Kalple zihin arasında eşgüdümlü davranamama, bir ilişkide kalbin ve zihnin çatışması.

-Kapana kısılmış hissetme.

Miyomlar/Fibroidler

Miyomlar, uterus (rahim) dokusundan kaynaklanan, çapları genellikle 1-2 cm'den 10-15 cm'ye kadar ulaşan iyi huylu tümörlerdir. Miyomlar bazen fibroid, leyomiyom veya fibromiyom adıyla tarif edilmektedir. Kadınlarda çok sık görülürler.

-Soyağacında zor doğum yapmış veya bebeği ölmüş bir kadının varlığı.

-Çocuk sahibi olmakla ilgili çatışma.

-Hamile kalamadığı için değersizlik yaşama.

Örnek: İlk hamileliğinde kürtaj yaptıran kadın, çocuk sahibi olmak istediğinde bu sefer hamile kalamaz ve vücudu fibroid tümörü kodlar.

Miyop/Uzağı Görememe

-Tehlike yaklaştıkça, gözler yakına odaklanır, uzağı kaybeder.

-Yakında, evde yaşayan bir otoritenin şiddetinden korunmak için yakına odaklanmak.

-Hamilelikte düşük tehlikesi.

-P/A döneminde yaşanan kazalar.

Örnek: Çocuk alkolik babasının eve gelmesinden korkmaktadır. Baba eve geldiğinde çocuğa yaklaşıp bir tokat atmaktadır. Çocuk yakınındaki bu tokada yoğunlaşarak küçük yaşta miyopi geliştirir. Bu çatışma çözülünce gözde yarı yarıya derece düşer.

Miyopati

Kas hastalıkları (myopati), kas liflerinin hastalığına bağlı olan çoğu zaman kaslarda güçsüzlük, incelme bazen ağrı ya da krampların görüldüğü hastalıklardır. Kaslardaki bozukluklar kalıtsal (ailevi) olabildiği gibi sonradan ve dış etkenlere bağlı olarak da gelişebilmektedirler.

-Eşi eve getirmek için çocuğu dölleyen ebeveynin çocuğunda görülür.

-Değersizleşme karşısında hissedilen güçsüzlük.

-"Olduğum yere çakılıp kaldım."

-Pişmanlık duyulan bir olay veya davranış anısı.

-Kasın hareketi ile oluşan stresi azaltmak için beyin yıkım emrini verir.

Örnek: Adam bir gece kulübünde müzisyendir ve işi bittikten sonra hemen eve gelmemektedir. Bu durumdan rahatsız olan kadın adamı eve bağlamak için hamile kalmaya karar verir ve korunmayı bırakır. Doğan çocukta miyopati görülür, bu durum çocuğa anlatılınca normale döner.

Mizofoni/Misofonya/Misophonia

Mizofoni, diğer adıyla Misofonya (Misophonia) toplum içinde kişiyi rahatsız eden psikolojik bir rahatsızlıktır. Misophonia kelimesi tam anlamıyla "sesten nefret etme", düşük düzeyde sesten hoşlanmama biçimidir.

-Hamilelik döneminde partnerler arası gürültülü kavgalar.

-Hamilelik dönemi cinsel ilişki ile ilgili gürültünün bebeğe kodlanması.

-Hamileliğin çok gürültülü bir ortamda geçirilmesi.

Morton Nöroma

Morton Nöroma, ayak parmakları arasındaki sinirlerin sıkışması sonucu ortaya çıkan, iyi huylu bir sinir tümörü benzeri durumdur.

-Anneyle ve/veya babayla yaşanan öfke çatışması.

-Taciz, ensest, cinsellikle ilgili çatışmalar.

-Kardeşler veya ortaklıklarla ilgili sorunlar.

Motor Nöron Hastalığı/ALS

Amyotrofik Lateral Skleroz (ALS), beyin ve omurilikte istemli kas hareketlerinin kontrolünü sağlayan sinir hücrelerinin hasarlanması nedeniyle oluşan ilerleyici bir hastalıktır. Hastalığın %90-95'i rastlantısal, %3-10'u ailesel olarak ortaya çıkar. Başlangıç genellikle 50-60 yaşlarında olur.

-Partner tarafından fiziksel veya psikolojik saldırıya uğrama.

-Aşağılanma, dikey düşüş.

-Çok yoğun ve mükemmeliyetçi bir hayattan çıkıp, emekli olunduğunda ortaya çıkar (tamir fazı).

Örnek: Yıllarca çocukları için şiddet gördüğü eşini idare eden kadın çocukları büyüdükten sonra eşinden boşanıyor, bir yıl sonra ALS tanısı konuyor.

MS/Multiple Skleroz

MS (Multiple Skleroz) beyinde ve omurilikte, mesajları taşıyan sinir telleri etrafındaki koruyucu kılıfın (miyelin kılıfı) hastalığıdır.

3 temel çatışma görülür:

-Dikey düşüş (sembolik de olabilir).

-Değersizlik.

-P/A dönemi partneri evde tutmak için döllenen bebek.

Ayrıca bakılması gerekenler:

-Kaçamıyor olmak.

-Kendini berbat hissetmek.

-Bir emre itaat etmemek, emri yavaşlatmak.

-Soyağacında zimmete para geçirme hatırası.

-Yırtıcıdan kaçmak için ölü taklidi yapmak.

-Doktorda, dişçide aşı, iğne yapılırken kıpırdamadan durma çatışması.

-Babanın korumasını kaybetmek, bir erkek tarafından şiddete uğramış olmak.

Örnek: Adam karısını aldatmaktadır ve kadının gitmesine müsaade etmemektedir. Kadın daha fazla dayanamaz ve evi terk etmeye karar verir ancak tam o dönemde adam karısını evde tutmak için zorla hamile bırakır. Doğan çocuk annesinin yaşına geldiğinde MS teşhisi konulur.

Mukopolisakkaridoz (MPS)

Mukopolisakkaridoz (MPS) adı altında toplanan bozukluklar genetik lizozom depo hastalıkları grubunda yer alan bir hastalık grubudur. Lizozom depo hastalıkları vücutta enzim adı verilen özel maddelerin üretilememesi ya da az üretilmesine bağlı olarak ortaya çıkar.

-Bir kişiyle yaşanan çözümsüz, kalıcı muhalefet.

-Aileler arası arsa, sınır çatışmaları.

Örnek: Kuzeniyle ortak arsası olan adamın binayı bitirdikten sonra bir metre kuzeninin hakkına girdiği anlaşılıyor. Binayı yıkmak zorunda kalınca MPS geliştiriyor.

Multipl Miyelom/Kahler Hastalığı

Multipl miyelom (MM, Çoklu Miyeloma veya Kahler Hastalığı olarak da bilinir); plazmositlerin diğer adıyla plazma B lenfositlerinin kanseridir. Bu hücreler yüksek miktarda antikor üretirler ve bağışıklık sistemi için çok önemlidirler.

-Aile klanındaki değersizleşme çatışmasının tamir fazı.

-Aile klanından utanç ve aşağılanma içinde kovulma.

-Aileden birinin reddedilmesi.

Örnek: Babası ile çalışmayı reddeden genç adam kendi işini kurar, babası ve ailesi tarafından desteksiz bırakılır. Yıllar sonra çok başarılı olup ülke çapında tanınır, arkasından Kahler Hastalığı gelişir.

Myastenia Gravis (MG)

Myastenia gravis (MG), vücudun iskelet kaslarının çeşitli derecelerde zayıflamasına neden olan kronik, otoimmün bir sinir-kas hastalığıdır. Myastenia gravis, sinir uyarılarının bilinçli olarak kontrol ettiğiniz kaslara iletilmesindeki bir bozukluktan kaynaklanır.

-Kişinin yaşadığı cesaretsizlik ve motivasyon kaybı ile ilgili çatışmalar.

-Kişinin hedefine ulaşması ile ilgili inancını yitirmesine sebep olan olaylar.

-Otoritenin baskısına dayanamama, pes etme ve kendini savunamama ile ilgili çatışmalar.

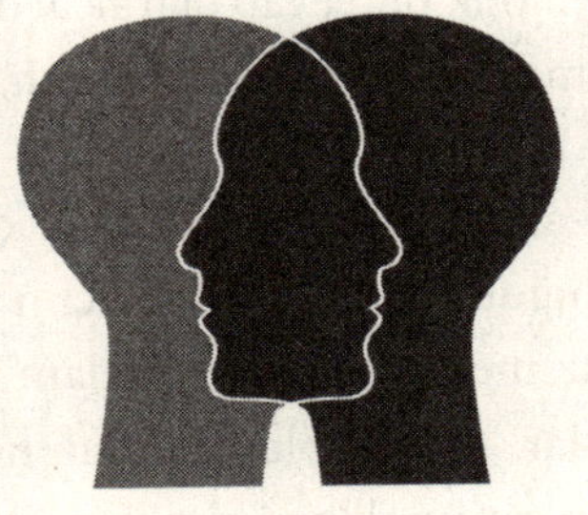

N-O-Ö

Nabız Yüksekliği/Taşikardi

-Taşikardi ya da kalp çarpıntısı kişi istirahat halindeyken kalbin, normalden daha hızlı attığı yaygın bir kalp ritmi bozukluğu türüdür. Kalp atış hızının egzersiz, stres, travma veya hastalığa karşı fizyolojik bir cevap olarak artması ise normaldir.

-"Başkalarını memnun etmek için daha fazlasını yapmalıyım."

-"Kaybettiğim zamanı, parayı kazanmak için hızlı olmalıyım."

-"Güvende olduğumu bilmeye ihtiyacım var."

Örnek: Gündüz memurluk yapan adam gece vardiyası olarak ek bir işe başlar. Maddi olarak biraz nefes alsa da kalpte taşikardi başlar. Bu çatışma ile yüzleşince normale döner.

Nasır/Ayak Nasırı

Nasır, aslında bir deri sertleşmesidir. Derinin kendini savunmak amaçlı yaptığı deri katmanlarını artırmasından oluşur.

"Hayatın zorlukları karşısında kaya gibi sağlam durmalıyım."

"Hayat çok acımasız, duygularımı gösteremem, duygulara yer yok."

-Kişinin kendini güvende hissetmek için eski düşüncelerden kopamaması.

-Hayatın içinde alanını belirlemek ile ilgili çatışmalar (ev, dükkân, iş vs.).

-Anneyle ilişkide çatışma yaşanması, sert mizaçlı otoriter anneyle iletişim sorunları.

Nefes Darlığı

Bazı insanlar kısa süreli ani nefes darlığı yaşayabilirler. Nefes alıp verirken hırıltılı bir solunum yaşayabilirsiniz.

-Şiddetli bir yağmurda kalma anısı.

-Üst soylarda boğularak ölme veya kişinin deneyimlediği boğulma tehlikesi.

-Ortamda hissedilen tehlike.

-Uzun süren kararsızlık çatışması.

-Bir sırrı gizlemenin yarattığı suçluluk duygusu.

Nefrit/Böbrek İltihabı

Akut nefrit, böbrekleriniz aniden iltihaplandığında ortaya çıkar. Böbrek fonksiyon bozukluğuna neden olan böbreğin iltihaplanmasıdır.

-Öfke, başarısızlık, hayal kırıklığı yaşanan ani şoklar karşısında çaresiz kalınan çatışmalar.

-Kendini ifade edememe ve "hayır" diyememe çatışması.

-Kişinin hayatındaki büyük bir sırrın varlığı, içine atmak zorunda olduğu gizli bir olay.

-Taciz, ensest anıları.

Nevralji

Nevralji, kelime anlamı olarak sinirin ağrısı, özellikle yüz ve baş bölgesinde hissedilen ve kadınlarda erkelere oranla daha fazla görülen ağrılardır. Sinirler, beyinden emirleri alıp bedene götürürler, bedenden hisleri alıp beyne götürürler.

-Bir kişi ile araya soğukluk, mesafe girmesi ile ilgili çatışma.

-Saldırgan tarafından gerçekleştirilen bir saldırının sonucu yaşanan ayrılık.

-Elde veya kolda olursa, "bir otorite tarafından karar almamın engellenmesi", bacakta baldırda veya ayakta ise "atılacak adımı engelleyen duygular" ile ilgilidir. Yüzde ise: "Bana acı veren görüntü gözümün önünden gitmiyor, kendimi korumak için duygularımı saklarım."

Nevrit

Nevrit, sinir iltihabı demektir. Kafatası ve omurga dışında kalan sinirlerin enfeksiyonlar ya da diğer sebeplere bağlı olarak etkilenmesi sonucu nevrit görülür.

-Anne ile babayı bir araya getirme çatışması.

-İnsanları değiştirmeye çalışmak, onların değişemeyeceğini kabul edememek.

-Evlilik sonrası yaşanan hayal kırıklığı.

-İçindeki acıyı gizlemeye çalışmak.

Nevroz

Nevroz, toplumsal tavır ve davranışları tutuklayan ve kişide ruhen hasta olduğu bilinciyle birlikte bulunan tinsel bir hastalıktır.

-Kişinin içinde yaşadığı güçlü duyguları bastırmak zorunda olduğu çatışmalar.

-Kendini anlatabileceği kimseyi bulamayan, sırtını kimseye yaslayamayan kişinin içsel çatışması.

-Kendini cezalandırma, suçluluk çatışmaları. "Hayattan keyif almaya hakkım yok."

Nikel Alerjisi

-Ayrılık çatışmasının tamir fazıdır, çocukta ise P/A döneminde ebeveynlerden birinin veya yetişkinlikte kişinin araba almak istemesi, bu hayalini gerçekleştirememesi, bir süre sonra amacına ulaşması.

-Çocukta ise ebeveynlerin P/A döneminde, yetişkinde kendi hayatında bir ev almak veya inşaat yaptırmak isteyip bunu ertelediği, amacına ulaştıktan sonra deneyimlediği "amacına ulaşma" ile ilgili anılar.

-Doğum anında annenin muayene sırasında korkması, cerrahi aletlerden çok tedirgin olması.

-Ameliyat anısı.

-P/A döneminde anne veya babanın deneyimlediği bir ayrılık çatışmasının geçtiği ortamda metal bir nesne bulunması.

Nöroblastom

Nöroblastom (ya da nöroblastoma), sinir hücrelerinden çıkan tümördür. Genellikle bir yaş altı bebeklerde görülen bu ur (tümör), çocuk yaşlarda görülen kanser türlerinin yaklaşık %10'luk bir kısmını oluşturur.

-"Hayatımın bu zorlu döneminde korunmuş hissetmiyorum."

-"Bana yardım etmesi gereken kişi yanımda değil."

-Desteksiz kalma çatışması (blast).

Örnek: Bir yazar dünyaca tanınmaya başladığı dönemde kendi ülkesinde cezaevine gönderilir ve en verimli çağını hapishanede geçirir. Yaşadığı bu çatışma ile nöroblastom geliştirir.

Nörofibrom/Nörofibromatozis

Nörofibromatozis, tümörlerin sinir dokusunda oluşmasına neden olan genetik bir hastalıktır. Bu tümörler, beyin, omurilik ve sinirler de dahil olmak üzere sinir sisteminizde herhangi bir yerde gelişebilir.

-Acı dolu bir temas ile ilgilidir.

-İstenmeyen, katlanılamayan bir şey veya kişiyle temas zorunluluğu çatışması.

Örnek: Çocuğuna tokat atan kadın bu hareketin pişmanlığı ile nörofibrom geliştirir.

Nöropatik Ağrı

Sinir sisteminin hasar görmesi sonucu ortaya çıkan ağrıya nöropatik ağrı denilmektedir. Nöropatik ağrı (sinir sistemi ağrısı) hasta tarafından "elektrik çarpması, iğnelenme/karıncalanma, yanar gibi, batıcı, zonklayıcı" şeklinde şikâyetlerle ifade edilir.

-Başkasına zarar verme ile ilgili pişmanlık.

-Beklentilerin gerçekleşmemesinden korkma: "Niyetim seni incitmek değildi, ama çok sert vurdum."

-Kayıp çatışması.

Obsesif Kompulsif Bozukluk (OKB)

Obsesif kompulsif bozukluk (OKB), insanların obsesyon adı verilen sürekli tekrar eden düşüncelere sahip olması ve bu düşüncenin kendisini rahatsız etmesinden ötürü, genellikle rahatlamak amacıyla ritüel veya kompulsiyon adı verilen sürekli tekrar eden davranışlarda bulunmasıyla karakterize bir durumdur.

-Zıt duyguları aynı anda hissetmek ile ilgili çatışmalar.

-Korkular yüzünden çok istediği şeyleri erteleyen kişilerin çatışması.

-Gerçeklerden duyulan acı yüzünden gerçeği reddetmek ile ilgili çatışmalar (şizofreninin alt tonu).

-Kendini kirlenmiş hissetme çatışmasının beyindeki çözümü (aşırı titizlik, temizlik, sürekli el yıkama vs.).

-Anne-baba arasındaki bitmeyen kavgalar yüzünden hissedilen zıt duygular.

Oddi Sfinkteri Spazmı

Safra kanalı ve pankreas kanalının onikiparmakbağırsağına açıldığı yerde bulunan kas topluluğudur. Safra ve pankreas salgısı akışını düzenler.

-Mahrumiyet, güvensizlik, dikkate alınmama çatışması (karaciğer).

-Hınç, öfke, içerleme (pankreas).

-Lokmayı sindirememe.

-Çocuklarla ilgili şantaja maruz kalma.

Örnek: Alkolik koca eve gelip kadının tüm parasını döverek alır, tehditler savurup gider. Bu kadında Oddi Sfinkteri spazmı gelişir.

Okuma Sorunu Yaşayan Çocuk

-P/A döneminde otoriteye karşı öfkelenen, otoriteyi reddeden ebeveynin çatışması. Bazen bu durum doğum anında otoriter bir doktor veya hastane personeline karşı gelişebilir.

-P/A döneminde okuduğu bir belgenin içeriği ile ilgili şok yaşayan ebeveynin çocuğuna aktardığı kodu. (Bir haciz belgesi, tebligat, kredi kartı ekstresi, ceza tutanağı vs.).

Omurilik Menenjiti

Beyin ve omuriliği çevreleyen zarların iltihaplanması olarak tanımlanan menenjit, acil tıbbi müdahale gerektiren bir hastalıktır. Ateş, baş ağrısı ve kusma menenjitin temel belirtileridir; ancak bu belirtiler kimi başka hastalıklarda da saptanabilmektedir.

-Aile içinde hissedilen aşırı uyumsuzluk ve öfke.

-Yaşanılan ortamda hissedilen kızgınlık ve öfke, bu durumu değiştirememenin verdiği çaresizlik çatışması.

-Kendini desteksiz ve yapayalnız hissetme çatışması.

-Kişinin içdünyasında yaşadığı içsel gelgit ve karmaşalar.

Omuz Ağrısı/Donuk Omuz

Baskın el sağ el ise sol omuz başkalarıyla ilgili çatışmaları ilgilendirir.

-Kapana kısılmış hissetme: "Aşağı tükürsem sakal, yukarı tükürsem bıyık." "Çok sert yargılanıyorum." (Ailem tarafından.)

-Mağaradan çıkmak için sembolik olarak omzu kullanma.

Baskın taraftaki omuz (sağ elini kullananlar için sağ omuz) kendimizle ilgili çatışmalardır.

-Kendini acımasızca yargılama, performansını yetersiz bulma, kendini sevmeme.

-Hayatın yüklerini karşılayamama, zorluklar karşısında güçsüz hissetme.

Omuz Çıkığı/Dislokasyon

Omuz çıkığı (dislokasyon), omuz eklemindeki kemiklerin normal pozisyonundan çıkarak yer değiştirmesi durumudur.

-İstediği yönde gidememek.

-Bir kapana sıkışmış hissetmek.

-Hedefinden uzaklaşmış hissetmek.

Onikiparmakbağırsağı Ülseri/Duodenum Ülseri

Duodenum ülseri (onikiparmakbağırsağı) üst incebağırsağın mideye komşu olan yerinde gelişen yüzeysel yaralardır. Mide asidi ve sindirim enzimleri tarafından onikiparmakbağırsağı tabakalarının tahrip edilmesiyle gelişir.

-İki erkek arasındaki çatışmayla ilgilidir.

-Yoksunluk ve adaletsizlik konuları.

-Aile fertleri, iş arkadaşları ile parayla ilgili çatışma.

-Yemekle, parayla, gelecekle ilgili kaygılar.

-Aile ve arkadaşlarla ilgili anlayış eksikliği hissetme, anlaşılamama.

Orşit

Testislerin iltihaplanması sonucu ortaya çıkan enfeksiyonlara orşit adı verilmektedir.

-Kendini anneyle eş arasında sıkışmış hissetmek, erilleşmeyi becerememek.

-Çok baskın ve otoriter bir babanın varlığı.

-Erkeklerden nefret eden kadının varlığı.

Ortakulak İltihabı

-Kulakla yakalamaya çalışılan sırlar, bilgiler.

-Çocuklarda istemediği bir şeyin zorla yaptırılması.

-Korku çatışması.

-"Çok önemli bir bilgiyi duyamadım." Lokmayı yakalayamama.

Örnek: Kadın hamileyken eşinin ortağıyla yaşadığı bir sorun olduğunu fark eder. Bu durumu anlamak için, telefon konuşmalarını gizli gizli dinler bir şey duyamaz (lokmayı yakalayamama). Doğan çocukta ortakulak iltihabı gelişir, bu durum çocuğa anlatılınca düzelme olur.

Ortakulak Kolesteatomu

Kolesteatom, ortakulakta, kulak zarı arkasında gelişebilecek anormal, kanserli olmayan bir cilt büyümesidir. Bir doğum kusuru olabilir, ancak sıklıkla tekrarlanan ortakulak enfeksiyonlarından kaynaklanır.

-Anne-baba arasında bir kavga.

-Kocasının sessizliğinin acısını çeken bir anne.

-Çocuğu ağır hasta olan annenin, en küçük seste bile umutlanması.

-Gebelik sırasında ebeveynlerin boşanmaktan bahsetmesi.

Örnek: Hamile annenin çocuğu hastanede yoğun bakımda kalp yetmezliği yüzünden yatmaktadır. Annenin gözüne uyku girmez, monitörden çocuğunun kalp atışlarını dinler. En ufak bir artış duymak için dikkat kesilir, doğan çocuğu kolesteatom geliştirir.

Osler Weber Rendu Sendromu

Osler-Weber-Rendu veya Rendu-Osler-Weber sendromu olarak da bilinen burun kanamaları, deri, mukoz membranların telanjiektazisi ve çeşitli iç organların damar şekil bozuklukları ile karakterize olan, genetik bir hastalıktır.

-P/A döneminde aile içinde tehlike oluşturan, bazen şiddet içeren olaylar.

-P/A döneminde ebeveynler arasında yaşanan büyük kavgalar.

-Annenin hamileliğe pişman olması, bir gün bile olsa bebeği aldırma düşüncesi.

-P/A döneminde kaybedilen kişilerin yası çocuğa aktarılabilir.

Osteoblast Artışı

Osteoblastlar kemik yapımı ile ilgilidir.

-Destek ihtiyacı.

-Yapısal destek eksikliği.

Örnek: Madende göçüğe şahit olan bir madenci osteoblastik aktivite geliştirir.

Osteosarkom

Osteosarkom, kemik yapılarını üreten hücrelerden oluşan sarkomdur. Kemiğin en sık görülen primer malign tümörüdür. Çoğunlukla 20 yaşın altında ve daha çok diz çevresi ve kalçada görülür.

-Çok büyük ve kapsamlı bir değersizleşme.
-"Desteğim yok."
-"Bir yapıya ihtiyacım var."
-"Dört taraftan desteklenmeye ihtiyacım var."
-"Her şey çöküyor, parçalanıyorum."

Otit/Otitis Media

Tıptaki adı ile; otitis media (kısaca otit) kulak zarının arkasında/ortakulakta oluşan enfeksiyonlardır. Her yaşta görülebileceği gibi, genellikle çocukluk çağında daha sık karşılaşılmaktadır.
-"Bunu duyduğumda çok acı çektim, incindim."
-Anne karnındaki güvenliği istemek.
-Ayrılık ile ilgili sözleri duymak istememe.
-"Duyduklarım acı veriyor."
Örnek: İlk erkek arkadaşının hakaretine uğrayan genç kız yaşadığı incinme ile anne karnındaki amniyon sıvısının sesini özler (sembolik). Kulaklarında enfeksiyon geliştirir, çatışma çözülünce normale döner.

Otizm/Asperger Sendromu

Çok yönlü araştırılması gereken zor bir konudur.
-Doğum anında annenin deneyimlediği ölüme yaklaşma anısı.
-Evlilik dışı doğan çocuk var mı?
-1-2 yaşlarında yaşanan büyük korku ve acı.
-"Kusursuz olmak zorundayım, aksi halde hiç konuşmamalıyım" çatışması.
-Büyük bir sırrın varlığı, gizlenmesi ile ilgili çatışma.
-Otizmli çocuk kara delik gibidir, her uyaranı alır, vermez.
-Kardeş kıskançlığı.
Örnek: Anne doğum anında şoka girer, acil olarak bebek alınır ancak annenin tansiyonu sıfıra düşer.

Doktorların çabasıyla anne hayata döndürülür ancak bebek tam bu ölüm deneyimi anında doğmuştur. Çocuk otizmli doğar.

Oyun Bağımlılığı

-Oynanan oyun bir savaş ve silah oyunu ise, P/A döneminde kendini savunamayan ebeveynin çatışması.

-Bir maç oyunu ise P/A döneminde topluluğun dışında bırakılan ebeveynin çatışması.

-Yapı ile ilgili oyunlar P/A döneminde yarım kalan inşaat, ev, girişim ile ilgilidir.

-Bir yarış ile ilgiliyse P/A döneminde kıyaslanma yaşayan ebeveynin çatışması.

Ödem

-Kişinin sudan çıkmış balık gibi hissettiği, topluluktan ayrı düştüğü durumlar.

-Büyük bir iflas sonrası gelecek garantisinin kaybedildiği durumlar.

-Kişinin anneyle yaşadığı derin çatışma, anne öfkesi.

-Bütün sorumluluğu tek başına almak zorunda kalan kişinin çatışması.

Öfke/Asabiyet

-P/A döneminde düşük, kürtaj, dış gebelik yaşanmışsa doğan çocukta asabiyet görülebilir.

-P/A döneminde ebeveynlerin yası.

-Doğum sırasında anneyi öfkelendiren durumlar doğan çocuğa kodlanabilir.

-Çocuk memeyi ilk emmeye başladığında memeden süt gelmemesi.

-P/A döneminde ebeveynlerin öfkelendiği durumlar çocuğa kodlanabilir.

Öpücük Hastalığı/Mononükleoz

Öpücük hastalığı, enfeksiyöz mononükleoz veya kısaca mono hastalığı, Epstein-Barr virüsünün neden olduğu yaygın bir bulaşıcı hastalıktır.

- Tamir fazında ortaya çıkar.

-"Ailemde yalnız hissediyorum."

-Cinsellikte yetersiz hissetmek, cinsellikten korkmak.

-Cinsel ilişkiye kendini hazır hissetmemek.

Örnek: Kadın kocasını haksız yere evden atar. Bir süre sonra barışırlar ve baba eve döner. Çocuklarda mononükleoz oluşur.

Özofagus Atrezisi

Özofagus atrezisi, bebeğin yemek borusunun bir kısmının düzgün gelişmediği bir doğum kusurudur. Hamilelik öncesi 1 yıl ve hamilelikteki travmaları ilgilendirir.

-Hamilelik öncesi 1 yıl ve hamilelikte hissedilen çaresizlik. Bir türlü çıkış yolunu bulamama. (Sadece hamile kadının değil eşin de çatışması olabilir.)

-Aynı dönemde otoritenin dayatmasından duyulan büyük rahatsızlık, bazı sözleri ve tepkileri yutmak zorunda kalan ebeveynin çatışması.

-Bu dönemdeki cinsellik çatışmaları. Hamileyken cinsel ilişkiye giren kadının çocuğu için endişe etmesi ve bundan duyduğu rahatsızlık.

-Aynı dönemde yemek yerken yemeğin boğazına takılma anısı olan ebeveyn kimdi?

Özofagus Divertikülü

Özofagus divertikülü, özofagus duvarındaki zayıf bir alandan, özofagusun dışarı doğru protrude olmasını ifade eden bir tanımlamadır. Özofagus divertikülleri nadir görülen patolojilerdir.

-"Yutmak istemiyorum ama yutmuş gibi yapmak zorundayım."

-"İstemesem de bunu yutmak zorundayım."

Örnek: Kadın TV programlarını kocası ile birlikte izlemek ister. Adam futbol maçı izlemeyi tercih etse de karısını kırmamak için onun seçimine saygı duyar. Ancak bir süre sonra yutma zorluğu çeker, her yemekte boğulur gibi hisseder. Çatışmayı çözünce bu duygu kaybolur.

Özofagus Spazmları

Yemek borusunun ani, yaygın ve düzensiz olarak kasılması sonucu oluşan fonksiyon bozukluğudur.

-Çaresiz hissedilen bir durumda bir şeyi (çözümü) yakalamak istiyorum, başaramıyorum.

"Birisi beni zorla dolduruyor, dayatma yapıyor, bunu kabul etmesem de yutmak zorundayım."

Örnek: Bütün gün okulda derslikte kalan öğrenci, ders bitiminde basketbol oynamak ister ancak büyük sınıflar sahayı çoktan kapmıştır. Çocukta yemek borusu spazmları başlar.

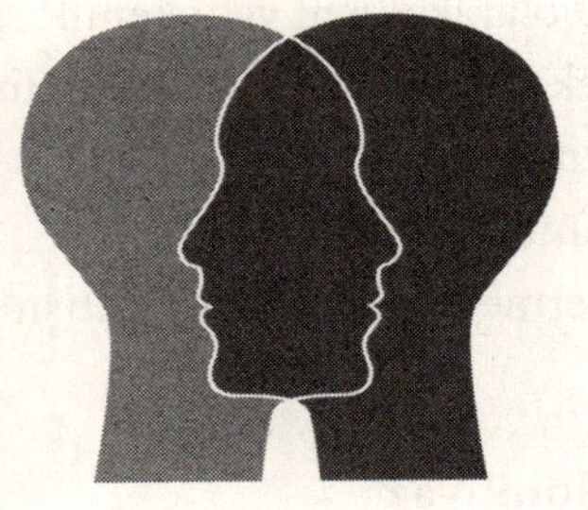

P-R

Paget Hastalığı

Paget hastalığı denen rahatsızlık adını 19. yüzyılın ortalarında yaşamış olan bir İngiliz cerrahından (1874'te Sir James Paget) almıştır ve osteoporozun aksi (tersi) durumudur. Paget hastalığı başlangıçta çok fazla kemik dokusu parçalandığı zaman meydana gelir. Buna tepki olarak vücut yeni kemik yapma hızını artırır.

-Kendine destek olacak hiçbir dayanağın, hiçbir kurumun kalmadığını hissetme.

-"Kimse beni umursamıyor" inancı.

-Kendini ispat etme çabası ile ilgili çatışmalar.

Pamukçuk/Moniliyaz

Ağızda veya dil yüzeyinde oluşan bir mantar enfeksiyonu olan pamukçuk, Candida Albicans adlı mantarın neden olduğu bir hastalıktır.

-Ölüm kalım meselesi olan yoğun stres ve korku deneyimi.

-Anneden ayrılık çatışması.

-"Ağlamam annemi getirmeye yetmiyor."

Örnek: Hamileyken eşi ile annesi arasında kalan kadın bu duruma çok içerler, annesiyle rahatça görüşemez. Annenin bu çatışması doğan çocuğa kodlanır, çocukta pamukçuk çıkar. Bu durum bebeğe anlatıldığında normale döner.

Panik Atak

Panik atak gerçek bir tehlike veya görünürde belirgin bir neden olmamasına rağmen şiddetli fiziksel belirtilerle kendini gösteren yoğun korku atağıdır. Panik atak anı çok korkutucudur, kişi kalp krizi geçirdiğini veya öleceğini düşünebilir.

-Ölüm deneyimi, birinin ölümüne şahit olmak.

-Taciz, ensest anısı.

-Boğulma tehlikesi anısı, bir süre nefessiz kalma, ölüme yaklaşma.

-Baba ile ilgili korku çatışması: "Babam için endişelenirim ama aynı zamanda ondan çok korkarım."

Pankreas Kanalı İltihabı/Pankreatit

Pankreas kanalının sıkışması, tıkanması veya enflamasyonu akut pankreatite yol açabilir. En sık tıkanma nedeni, koledokolitiyazis denilen bir durum olan ortak safra kanalında safra taşlarının varlığıdır.

-Yokluk çatışması + adaletsizlik, öfke.

-Paranın gitmemesi gereken bir yere gitmesi.

-İğrenç pislik bir duruma maruz kalma, bu durumu kimselere anlatamama.

Pankreas Kanseri

-Babasının soyadını taşımayan çocuk var mı? (Bazen aile veya soy klanında.)

-Mirasla ilgili çatışmalar.

-Korkunç derecede rezil, sindirilemeyen olaylar.

Örnek: Patronu ile ilişki yaşayan kadın patronundan hamile kalır. Patronu daha önce eşinden boşanacağını söylemiş olsa da bunu yapmaz. Hamile kadın 27 yaşındadır, mecburen çocuğunu evlatlık verir ve çocuğu babasının soyadını taşımaz. Çocuk aynı yaşa geldiğinde pankreas kanseri geliştirir.

Parkinson

Parkinson hastalığı beyindeki dopamin üreten hücrelerin kaybıyla oluşan beden hareketlerinin yavaşlamasına yol açan bir hastalıktır. Bir beyin hastalığı olan Parkinson hastalığı dopamin sentezleyen hücrelerin hasara uğramasıyla oluşur. Parkinson hastalığının yol açtığı hareket bozukluğu ilerleyici ve kroniktir.

-Kişinin niyetlerini ve eylemlerini gerçekleştirememe çatışması.

-"Yapmak istediğim şey yasaklandığı için yapamadım." (Mastürbasyon, tecavüz, hırsızlık.)

-"Bir şeyi yapmam engellendi, henüz hareketimi tamamlamamıştım, o yüzden tekrarlayıp duruyorum."

-Büyük bir kayıp sonrası bitirilmemiş yas.

-Kabul edilemeyen ayrılık çatışması.

Örnek: Adam kadını terk ediyor, bir süre sonra da boşanıyorlar. Adamın bir metresi olmasına rağmen sık sık bir arada yemek yiyorlar (çocuklar için). Kadın adamı her gördüğünde büyük bir arzu hissediyor ama bu arzuyu duymak istemiyor, tereddüt yaşıyor. Parkinson geliştiriyor.

Parmak Emme

-Hamilelik dönemi veya öncesinde eşlerden birinin yeterince tatmin olmaması, temas isteği.

-Memeden aniden kesilen çocuğun çatışması.

-Memeden süt gelmemesi halinde çocuğun çatışması.

-Parmağını emerken damağa bastıran çocuk babasının ilgi ve korumasına, dilaltına bastırıyorsa anne şefkatine ihtiyaç duyuyordur.

-Çocuğunu yeterince besleyemeyeceğini düşünen annenin çocuğuna ilettiği kod.

-Kişinin güvende hissetmediği için ve sembolik olarak anne karnına dönme isteği.

Parmak Uçlarına Basarak Yürüme

-P/A döneminde annesiyle çatışma yaşayan ebeveyn kimdi?

-P/A döneminde aile tarafından reddedilen kadının yaşadığı şok doğan çocuğa aktarılır. Eşinin ailesi tarafından hakarete uğrayan kadın.

-Bebek doğduktan sonra bir sebepten dolayı anneden bir veya birkaç gün ayrı kalmışsa bu çatışma kodlanır.

-Anne olmaya hazır olmayan kadının çocuğuna aktardığı çatışma.

Penisilin Alerjisi

-Birinin çocuğundan ayrılmaya yönelik yaşadığı derin şok.

-Üst üste düşük yapan veya bir önceki evladını kaybeden annenin çocuğa aktardığı kod.

-Cinsellikle ilgili bir çatışma ve ayrılık.

-P/A dönemi kaybedilen bir erkeğin yası.

Periton Kanseri

Periton kanseri, kanserin karın zarının kendi hücrelerinden kaynaklandığı anlamına gelmektedir. Karın zarının kendi hücrelerinin kanserleşmesi, karın bölgesindeki diğer organların peritona metastaz yapmasından (yayılmasından) daha nadir görülür.

-"Karnımda olan bitenler beni korkutuyor."

-Saldırıya uğramak.

-"Karnımda kimsenin bilmediği bir sorun var."

Örnek: Bir adama karaciğer kanseri teşhisi konuluyor; adam o anda karnına yumruk yemiş gibi hissediyor. Doktorlar peritonda metastaz var diye teşhis koyuyor.

Peritonit

Peritonit, genellikle sindirim sisteminde delinme veya apandisit patlaması kaynaklı periton (karın zarı) adı verilen doku tabakasının iltihaplanmasıdır.

-Terk edilmekten korkma.

-Temassız hissetme, yeterince ilgi görmediğini düşünen bireyin çatışması.

-Aile içinde adaletsizliğe uğradığını hissetme.

Perthes Hastalığı

Perthes hastalığı, uyluk kemiğine giden kanın durmasına bağlı olarak kemik yapısındaki bozulmanın kalça ekleminde ağrıya, topallamaya ve hareket kısıtlılığına neden olduğu bir durumdur. 4-10 yaş aralığında daha sık görülür. Bu yüzden en çok P/A dönemini ilgilendirir.

-P/A döneminde kişinin kendisinden daha güçlü biri karşısında hissettiği tehlike, kendini savunmasız ve korumasız hissetme.

-P/A döneminde evladıyla ilgili büyük endişe yaşayan ebeveynin çatışması. Bazen düşük tehlikesi, kanama, bebeğin sağlığı ile ilgili korkular.

-P/A döneminde yaşanan cinsel hayal kırıklığı, istemediği halde maruz kalınan cinsellik çatışmaları: "Ben istemiyorum o istiyor, ben istiyorum o istemiyor."

Peteşi

Peteşiler deride küçük mor, kırmızı veya kahverengi lekelerdir. Peteşiler döküntü gibi görünse de, aslında cildin altındaki kanamadan kaynaklanırlar.

-Ayrılık çatışması.

-Dövüşmede kabiliyetsizlik ve buna bağlı değersizleşme.

Pfapa Hastalığı

Pfapa sendromu, hem erkek hem de kızları etkileyen bir çocukluk hastalığıdır. Tekrarlayan ateş atakları, boğazdaki lenf düğümlerinin şişmesi, boğaz ağrısı ve ağızda ülser ile karakterize bir hastalıktır.

-P/A döneminde derdini bir türlü anlatamayan, sesini duyuramayan, duyguları önemsenmeyen ebeveyn kimdi?

-P/A döneminde adaletsiz bir şekilde eleştiriye uğrama, sevgisiz hissetme.

-Yargılanma karşısında ağzını kapalı tutmak zorunda kalma, yuvayı kaybetmemek için duygularını bastırma, idare etme.

-P/A döneminde kaçırılan fırsatlar. Bir anda çok umut edilen bir şeyin elden kayıp gitmesi.

Pıhtılaşma/Emboli

-"Aile klanım dağılıyor, onları toparlamak istiyorum."

-"Aile bağlarından mahrum kaldım."

-"Aileme yakınlaşmak istiyorum."

Pigmentatif Retinopati

-Utanç + kirli görüntü çatışmasıdır.

-Aldatılmaya şahit olma anısı.

-Birinin ölümüne, kanamalı bir duruma şahit olma.

Pigmentoza

Retinada çok fazla melanin pigmenti birikir.

-Çirkin ve kirli görüntüye utançla eşlik eden çatışma.

-"Gördüklerimden utanıyorum, kör olsaydım da görmeseydim" denilen çatışma.

Örnek: Birinin ölümüne, can çekişmesine şahit olma.

Pilor Stenozu

Pilorik stenoz ya da hipertrofik pilor stenozu, midenin duodenum olarak bilinen incebağırsak ilk bölümüne açılan kısmındaki kasın kalınlaşması (hipertrofi) nedeniyle daralmasını (stenoz) tarif eder. Bu tıkanıklık safra içermeyen ciddi, fışkırır tarzda kusmaları beraberinde getirir.

-Aile içinde yanlış anlaşılma ile ilgili yaşanan çatışmalar.

-Aile ve yakın arkadaşlar arasında yanlış anlaşılma ile ilgili olaylar.

-Sarhoşluk anında yapılan hareketlerin pişmanlığı.

Pitriyazis Versikolor

Deride normalde yaşayan bir mantar türünün, çeşitli nedenler ile artması ile oluşan, genellikle gövde, sırt ve kollarda deri renginde açık veya nadiren koyu renkli lekeler biçiminde oluşan derinin mantar enfeksiyonudur.

-Bütünlüğe saldırı + ayrılık çatışmasının iyileşme fazı.

-Bedendeki yerin sembolik anlamı ile ilgilidir. (Baş babayı ilgilendirir, kollar terk edilme ile ilgilidir, bel bölgesi cinsellik çatışmaları, ayaklar anne ile ilgilidir, sırt nankörlüğe uğranan olayla ilgilidir, boyun adaletsizliğe uğranılan durumlarla ilgilidir.)

Piyoderma Gangrenozum

Piyoderma gangrenozum (PG), ağrılı ülserler şeklinde görülen, nadir bir inflamatuar hastalıktır. PG, olguların yarıdan fazlasında, inflamatuar bağırsak hastalıkları, hematolojik bozukluklar ve artritler gibi sistemik hastalıklarla ilişkilidir.

-Aşırı baskıcı bir otorite karşısında kişinin kendini güçsüz hissetmesi, savunamaması.

-Annesi ile ilgili sorun yaşayan kişinin bu durumu sindirememesi, anne için endişelenme, anneye duyulan kin, iletişim çatışması. Eş ile anne arasında sıkışıp kalma.

-Çok büyük korku, pişmanlık ve suçluluk içeren deneyimler.

Plasenta Kanseri/Koryokarsinom

Koryokarsinom, sıklıkla kadınlarda mol hidatiform, spontan abortus veya normal doğumdan sonra tro-foblastlardan gelişim gösteren malign bir tümördür. Erkeklerde ise genellikle malign mikst germ hücreli tümörün komponenti olarak testisten gelişim gösterir.

-Üst üste gerçekleşen düşükler sonucu, beyin daha sağlam bir plasenta imal eder, bir sonraki doğan bebeğin plasentası güçlü olma koduyla bunu geliştirebilir.

-Hamilelikte çocuğu yeterince besleyememe kaygısı.

-Hamileliği kabullenmeyen bir erkeğin yüzünden kadında oluşan çatışma.

Örnek: Sevdiği adamdan hamile kadın çok istemesine rağmen, partneri bir türlü evlenmeye yanaşmaz. Kadına kürtaj yaptırma konusunda baskı yapar. Kürtajdan sonra büyük bir suçluluk hisseden kadın koryokarsinom geliştirir.

Plasenta Previa

Plasenta previa, bebeğin eşi olarak bilinen plasentanın rahim içinde doğum kanalını kapatacak şekilde yerleşmesi durumudur.

-Bebeği babanın cinsel organından koruma isteği. (Hamilelikte seks yapmak isteyen babaya karşı annenin çözümü.)

-Dayakçı bir baba anısı.

Örnek: Hamileyken eşinin beraber olma isteğini reddetmek isteyen kadının çatışması. Çocuğa zarar geleceğinden korkan anne plasentayı kalkan olarak kodlar (plasenta bebekle babanın penisi arasına yerleşir).

Polen Alerjisi

-Polenlerin uçuştuğu bir mevsimde yaşanan bir ayrılık.

-Cinselliğin bittiği bir ayrılık.

-Kişiliğe saldırı ile ilgili yaşanılan bir olayla ilgili geliştirilen direnç.

-Çocuk sahibi olmakla ilgili yaşanan hayal kırıklığı.

-Gelecekle ilgili kaygı yaratan ani şoklar.

Polikistik Böbrek

Polikistik böbrek hastalığı (PKBH), her iki böbrekte yer alan çok sayıda kistle kendini gösteren, karaciğer, pankreas gibi diğer organlarda da kistlere neden olabilecek genetik geçişli bir hastalıktır.

-Kişinin kendi alanını oluşturmadaki başarısızlığı, maddi anlamda bir türlü hedefe ulaşamaması ve bu durumun yarattığı hayal kırıklığı.

-Kişinin kendini ifade edememesi, etrafındakileri memnun etme çatışması.

-Kişinin kimselere anlatamadığı, utanç duyduğu bir sırrın varlığı.

-Topluluk tarafından dışlanma, bir anda kişiyi yapayalnız bırakan çatışmalar, aile içinde dışlanma anısı.

Polikistik Over

Yumurtalıklarda küçük ve iyi huylu çok sayıda kistin oluşumu şeklinde gelişen polikistik over, âdet düzensizliği ile birlikte kendini belli eden, buna ek olarak kilo artışı, vücut genelinde tüylenme, sivilce oluşumu gibi pek çok şikâyetin oluşumuna neden olan bir kadın hastalığıdır.

-Kişinin kendisinin veya atalarının tekrarlayan düşük, kürtaj anıları.

-Büyük göç anısı.

-Savaş, kıtlık anısı.

-"Cinselliğimle ilgili rahat değilim." (Aldatılma şüphesi, yasaklanmış cinsellik, estetik kaygılar.)

Örnek: 20 yaşında hamileyken eşinin tavırlarından şüphelenen kadın eşinin onu aldattığını düşünüyor. Adamın başka kadınlarla olduğundan neredeyse emin. Ancak çocuk sağlıklı olsun diye bu durumu söylemiyor. Doğan kız çocuğu 20 yaşına gelince polikistik over teşhisi konuluyor. Bu çatışma ile yüzleşince düzelme oluyor.

Polipler

Polipler, insan vücudunda belirli bölgelerde çoğunlukla bilinmeyen nedenlere bağlı olarak gelişen ve geneli küçük yapıya sahip tümörlerdir. Bazıları milimetrik yapılara sahipken bazıları birkaç santim boyutlarına ulaşabilir. Genellikle iyi huylu oluşumlardır ve kanserleşme eğilimi az bir kısmında görülür.

Burunda Polip:

-Kötü bir kokuya maruz kalmak.

-Tehlikeli bir durum karşısında savunmasız kalmak.

Polip-Kolon:

-Bir ayrılığı affetmek zorunda olmak.

Polip Mesane:

-Alanı düzenleyememekle ilgili öfke.

Polip-Servikal/Rahimde Polip:

-Cinsel hayatla ilgili kaygı.

-Düşük, kürtaj anısı.

Polisitemiya Vera (PV)

Polisitemiya vera (PV), BCR-ABL negatif miyeloproliferatif hastalıklar arasında yer alan ve hematopoetik öncü hücrelerin artmış duyarlılığı sonucunda, kan hücrelerinin başta eritroid seri olmak üzere, değişken oranda granülosit, monosit ve trombositlerin de kontrolsüz çoğalması ile karakterize klonal bir hastalıktır.

-Üst soyda birinin kanamadan ölmesi.

-Kırmızı kan hücrelerinin yetersizliği ile ilgili korku.

Örnek: Büyükannesi kanamadan ölen bir çocuğa bu teşhis konulmuştur.

Prematüre Bebek

-Eşine güvenmeyen kadının çatışması.

-Anneliğe geçişe hazır hissetmeyen kadının çatışması.

-Gelecek kaygısı yaşayan, evladının geleceği için endişelenen kadının çatışması.

Premenstrüel Sendrom

Premenstrüel sendrom; âdetten hemen önceki dönemde kadınların memelerinde şişlik oluşması, karında gaz şikâyeti, halsiz kalınması durumu, kilo alımı, enerji azlığı, baş ağrısı, depresif ruh hali, gerginlik ve huzursuzluk gibi belirtilerle kendini gösteren ve yaşam kalitesini etkileyen bir durumdur.

-Kendini cinsellik ile ilgili suçlu hisseden kadının çatışması.

-Erkeklere öfke duyan kadın, erkek otoritesine karşı duyulan öfke.

-Annelik ile kariyer yapmak arasında sıkışıp kalan kadının çatışması.

Progesteron Hormonu Eksikliği

Düşük progesteron, gebe olmayan kadınlarda anormal rahim kanamalarına neden olabilir. Hamileyseniz, bebeğiniz doğana kadar rahminizi korumak için progesterona ihtiyacınız olur. Vücudunuz progesteronda bu artışı üretecek ve bu da meme hassasiyetleri ve mide bulantısı gibi hamileliğin bazı semptomlarına neden olacaktır.

-Yanlış partner ile birlikteyim.

-Aile olmakla ilgili kuşkular.

-Kadın olmayı reddetmek.

Prostat Kanseri

-Torunlarla ilgili çatışma. ("Alt soyum risk altındaysa yeniden üremem gerekir.")

-Aile isminin hayatta kalması için "sahalara geri dönüş" programı.

-Çocukları boşanan bir adamın bir daha torun sahibi olamayacağına dair çatışması.

-Yanlış partnerle birlikte olmak: "Partnerim bana kötü davranıyor, onunlayken kendimi erkek gibi hissetmiyorum."

-Ailede hangi kadının erkeklere garezi vardı?

Örnek: Oğlu olmayan yaşlı adamın ikinci evliliği yapması sonrası prostat kanseri kodlanır.

Protein Kaçağı/Nefrotik Sendrom

Nefrotik sendrom, albümin adlı proteinin vücuttan idrara çok fazla miktarda geçmesi ile oluşan bir hastalıktır. Bir veya iki böbreğin hasar gördüğü anlamına gelir. Böbrekler çok sayıda küçük kan damarı içerir.

-Yaşamın geçip gitmesi çatışması.

-Mültecilerin, yok oluşun çatışması.

Örnek: İdrarda protein bulunan çocuğun baba tarafından üst soylarının mültecilik anısı anlatıldığında kan değerleri normale dönüyor.

Psikoz

-Anne-baba kavgasına şahit olan çocuğun travması.

-Annesiyle babası arasında seçim yapmak zorunda kalan çocuğun çatışması.

-Şiddete maruz kalma, şiddete şahit olma.

-Ölüme şahit olma.

Pylori

Helicobacter pylori mide ve duodenum'um çeşitli alanlarında yerleşen, gram, mikroaerofilik bir bakteridir. Yerleştiği yerlerde kronik enflamasyona neden olur. Bu kronik enflamasyon sonucunda duodenum ülseri, mide ülseri ve mide kanseri gelişebilir. Kişinin ilişkide olduğu kişilerle yaşadığı çatışma.

-Alanla ilgili hayal kırıklığı.

-Kişinin kaçınamadığı kişi ile ilgili derin çatışma, bundan çekilen acı.

Rahim Ağzı Kanseri

Rahim ağzı kanseri, "serviks" denilen rahim ağzında gelişen bir kanser türü. Rahim ağzının yüzeyini oluşturan hücre tabakasının anormal hücrelere dönüşmesiyle "kanser öncülleri" (CIN) denilebilecek hücreler ortaya çıkıyor. Kanser öncülleri erken saptanıp tedavi edilmediklerinde rahim ağzı kanserine dönüşebiliyorlar.

-Serviks çatışmaları partner ile ilgilidir.

-Cinsel hayal kırıklığı çatışması.

-Çok emredici bir partnere uygunsuz bağımlılık çatışması.

-Partnerin ihmali nedeniyle duygusal hüsran.

-Yanlış cinsel partnere sahip olmak, cinsel ilişki kalitesinin kötü oluşu.

Örnek: Evlendiği adamın biseksüel olduğunu öğrenen kadın bu çatışmayı bedene taşır. Bu çatışma sonucu rahim ağzı kanseri gelişir.

Rahim Duvarında Kalınlaşma/Endometriyal Hiperplazi

-Çocuğu için telaşlanan annenin veya hamile kadının çatışması.

-Anne olmaya ve hamileliğe hazır olmamak.

-Çocuk istediği halde bir türlü hamile kalamamak.

-Üst soylarda veya kişinin kendi hayatında evlatlık verilme, düşük, kürtaj anıları.

Rahim Hastalıkları

Bu bölge daha çok doğurganlıkla ilgilidir.

-Büyükanne-torun ilişkisi ile ilgili kayıplar.

-Çocukların veya torunların cinsel tonda dramatik çatışmaları.

-"Eşimle ben birbirimize uygun değiliz."

-Çocuklarının veya yakınlarının cinsel ilişkileri ile ilgili kabul edilemeyen durum.

-Hamile kalma arzusu.

Rahim Kanaması/Metroraji

Metroraji, âdet düzeninizin dışında görülen ara kanamalara verilen addır. Normal âdet kanamaları ortalama 28 günde bir olan ve 5-7 gün arasında süren düzenli aralıklarla görülen kanamalardır.

-"Gebe kalamamamın üzüntüsünden ağlıyorum."

-"Erkekler güvenilir değil."

-Gebe kalma korkusu.

Örnek: Erkek arkadaşıyla birlikte olan kız aile baskısından korktuğu için, her birliktelikte hamilelik korkusu yaşıyor. Evlendikten sonra da bu korkuyu yaşıyor ve rahim kanamaları başlıyor.

Rahim Kanseri

Endometrium yada uterus kanseri olarak da isimlendirilen rahim kanseri, kadın üreme organını etkileyen çok yaygın bir kanser türüdür. Menopoz geçirmiş olan kadınlarda anormal vajinal kanama, geçirmemiş olan kadınlarda ise âdetler arası kanama geçirme en önemli belirtisidir.

-Kadının evlilikle ve annelikle ilgili yaşadığı çatışmalar.

-Evliliğini istediği gibi yürütemeyen kadının hissettiği öfke, suçluluk, nefret duygusu.

-"Büyüdüğüm evdeki başarısızlığımı kendi evliliğime de taşırım."

Örnek: Genç kadın çocukluğunda aile içi ebeveyn kavgalarından bıkmıştır ve kendine "Asla kavgalı bir ailem olmayacak" diye söz verir. Ancak evliliğinde aynı kavgaları yaşadığını ve çocukların bundan etkilendiğini gördükçe kahrolur ve bu çatışma onda rahim kanseri geliştirir.

Rahim Sarkması/Uterus Prolapsusu

Rahim sarkması, rahmin duvarından ayrılarak vajinaya doğru kaymasıdır. Buna uterus prolapsusu da denir.

-Cinsel hayal kırıklığı çatışması.
-Partner tarafından istenmeyen ilişkiye zorlanma.
-Cinsel ilişki kalitesi ile ilgili yaşanan hayal kırıklığı.
-Ağrılı cinsellik.

Rahimde Yara/Uterus Perforasyonu

Rahim ağzı yaraları, tıp dilinde servisit olarak da adlandırılan, çeşitli nedenlere bağlı olarak gelişen, kasık ağrısı ve akıntı olarak kendini gösteren bir hastalıktır. Cinsel yönden aktif olan her kadın, rahim ağzı yaralarına adaydır.
-"Artık hamile olmak istemiyorum" çatışması.
-Bebeğe bakamama çatışması.
-"Yanlış partnerle birlikteyim" çatışması.

Rahmin Ters Dönmesi/Uterus Retroversiyonu

Rahim ile vajina arasındaki açısal ilişkiye versiyon denir. Klinikte en çok rastlanan pozisyon bozukluğu retroversiyon adı verilen rahmin arkaya doğru devrilmesidir. Rahim tamamen arkaya yatıp açıda da bükülme oluşabilir. Bu durum kadınların %10'unda görülür.
-"Doğru adamla üremedim."
-Hamile kalmayı istememek ile ilgili çatışma.
-Bebeğine iyi bakamayacağını düşünme ile ilgili çatışma.

Raşitizm

Raşitizm, çocuklarda görülen, uzun süreli ve aşırı miktarda D vitamini eksikliğinden kaynaklanan bir hastalıktır. Raşitizm hastalığı çocukların kemiklerinin yumuşamasına ve zayıflamasına neden olur.

-Duygusal olarak kötü beslenme ya da beslenememe. Anne hamileliği veya öncesinde yeterince ilgi görememişse, doğan çocuğuna bu hastalığı kodlayabilir.

-Sevgi ve güvenlik eksikliği ya da yokluğu.

-Aile içinde hissedilen değersizlik.

Raynaud Hastalığı

Raynaud hastalığı, el ve ayak parmaklarını etkileyen bir kan dolaşımı bozukluğudur. Parmaklarda kangrene kadar gidebilir. El ve ayak atardamarlarında aşırı büzülme ve buna bağlı belirtiler olur.

-Evdeki büyük tehlike, ensest anısı.

-"Anne ve babamla bağlantım ölü gibi."

-Kendini savunmada yetersiz kalma.

-Üst soylarda ilgili organın kaybı ile ilgili anılar (parmakları kopan bir ata anısı).

Örnek: Küçükken dayısı tarafından defalarca taciz edilen küçük kız, ilk partneri ile ilişkiye girdikten hemen sonra Raynaud hastası oluyor. Bu çatışma ile ilgili çalışma yaptıktan sonra damarların dolaşımı düzeliyor.

Refleks Sempatik Distrofi/RSD

Refleks Sempatik Distrofi (RSD) patofizyolojisi tam olarak aydınlanmamıştır. Ancak bir travmayı takiben ortaya çıkan, ekstremite distalinde ağrı, ödem, trofik değişiklikler ile vazomotor instabilitenin bulgu ve semptomlarıyla karakterize klinik bir sendromdur. Genellikle el ve ayakta görülür.

-"Yanlış zamanda yanlış yerdeyim."

-Kol ve bacakta bir kırık veya çatlak anısının olduğu anda yaşanan travmatik olay.

Reflü

Reflü hastalığı asit, safra ve mukustan oluşan mide salgılarının yemek borusu veya ağza kadar yer değiştirmesidir. Reflü hastalığı, ağza kadar gelen acı tat ve yiyecek hissi ile kendini göstermektedir.

-"Benim annem hiçbir zaman doğru sözleri, güzel sözleri söylemedi. Bunları duymak için kapıyı (sembolik olarak mide ağzı) açık bırakıyorum."

-P/A dönemi anne partnerini üzmemek için ağzını kapalı tutar, bu çatışma bebeğe geçer.

-Söylemek isteyip de söyleyemediğiniz, midenize oturan şey ne?

Örnek: Kadın hamileyken kayınvalidesi tarafından hakarete uğruyor ancak bu durumu eşine söylemiyor. Evin huzurunu bozmamak için kayınvalidesine saygılı davranmaya devam edip, ondan anlayış bekliyor. Ancak hiçbir şekilde duymak istediği güzel sözleri duyamıyor ve bu çatışmayı bebeğine kodluyor. Bebek doğuştan reflü hastası ve bu çatışma bebeğe anlatılınca çok kısa bir süre içinde düzelme oluyor.

Rektum Kanseri

Rektum kanseri, kanserli yani malign hücrelerin rektum dokularında oluştuğu bir hastalıktır. Rektum kanseri genellikle rektum astarındaki poliplerden kaynaklanmaktadır. Rektum ve kolon kanseri genellikle "kolorektal kanser" olarak adlandırılır.

-Kimlik çatışması.

-"İçimden atamadığım iğrenç olay."

Renal Kolik

Renal kolik, sıklıkla böbrek taşı hastalığına bağlı olarak gelişen, acil servislerde tanı ve tedavisi yapılan, şiddetli ağrı ile kendini gösteren, sık karşılaşılan bir ürolojik acil durumdur.

-Mültecilerin hayatta kalma, varoluş mücadelesi.
-"Diğerlerinin sınırlarımı ihlal etmesini istemiyorum."

Renkkörlüğü

Renkkörlüğü bir canlının görme merkezinde özel bir pigment molekülünün bulunmaması veya gerektiğinden az bulunmasıdır. Bu eksiklik sonucunda çeşitli renklerin çevresindeki renkler ayırt edilemez.

-Karşıt renkler, sembollerle ilgili aileden gelen çatışma (parti, takım vs.).
-Savaşta çok kan gören ataların anısı.
-"Bana kötü anılarımı hatırlatan renkleri görmeyi reddediyorum."
Örnek: Atalarının savaş anısı olan bir adamın oğlu doğuştan renkkörüdür. Araştırıldığında dedesinin yeşil çimler üzerinde çok fazla kanlı ölüme şahit olduğu anlaşılır; doğan çocuk yeşil ve kırmızı rengi göremez.

Retina Yırtığı

Retina, gözümüzün arkasındaki ışığı algılayan dokudur ve sinirlerden oluşur. Ciddi bir göz hastalığı olan retina dekolmanı, sağlam retina tabakasının yapışık olduğu göz küresinin iç yüzeyinden ayrılmasıdır. Dekolman (ayrılma, yerinden ayrılma) öncesi retinada yırtıklar oluşur ve bu duruma retina yırtılması denir.

-Bir görüntü ile ilgili yaşanan şok, stres, büyülenme.

Romatizma

Romatizma çocuklar dahil olmak üzere her yaş grubundan kişide görülebilen, kas, iskelet ve bağlardan oluşan hareket sisteminde oluşan ağrı ve hareket kısıtlılığı ile birlikte seyreden kronik bir hastalıktır.

-Zayıf bir öz değersizlik çatışması.

-Çocukları için telaşlanan ebeveynin çatışması.

-Başkalarının eleştirisinden korkma çatışması.

Örnek: Otoriter bir anne yıllarca aile içinde çok değer görmüştür, yaşlandığı zaman artık kimseye sözünü geçiremez, fikirleri önemsenmez. Romatizma geliştirir.

Romatoid Artrit

Romatoid Artrit (RA), el ve ayak eklemleri gibi daha çok küçük eklemleri simetrik yani karşılıklı olarak tutan müzmin seyirli iltihaplı bir romatizmadır. Sadece küçük eklem tutulumu ile kalmayıp diz, kalça, omuz gibi büyük eklemleri de tutabilir.

-Tamir fazında ortaya çıkar.

-Değersiz hissettiren deneyim.

-Taciz, tecavüz, ensest anısı.

-Yapılan bir eylemden duyulan pişmanlık.

Örnek: Ütü yapan bir kadın ütüyü hemen yanında oynayan çocuğun ayağına düşürür. Çocuğun ayağında ciddi yanıklar oluşur. Her ütü yaptığında bu olayı hatırlayıp üzülür, sağ elinde romatoid artrit geliştirir.

Rüzgârda Ağlama

-Babanın ani patlamaları.

-Babayla ilgili korku çatışması.

Örnek: Çok öfkeli bir babanın kızı evlendikten sonra eşinin de öfke krizlerine maruz kalır. Bir süre sonra rüzgârda gözyaşları dökülmeye başlar, bu durumun çatışmasını anlayınca gözler normale döner.

Elde verilebilir durum. Herhangi bir duygunun bastırılmasının engellenmesi, bacakta bakılırsa ileri atılacak adımı engelleyen duygular" ile ilgilidir. "Nefle ... Bana acı veren görüntüyü gözümün önünde tutuyorum, kendimi korumak için duygularımı bastırıyorum."

Nevrit

Nevrit, sinir iltihabı demektir. Kafatası ve omurga dışında kalan sinirlerin enfeksiyonlar ya da diğer sebeplere bağlı olarak etkilenmesi sonucu nevrit görülür.

-İnsani ilişkilerde bir gerginlik yaşamak.

-İnsanları değiştirmeye çalışmak, onların değişmeyeceğini kabul edememek.

-Kalıcı sosyal yaşanan temel korkular.

-İçindeki acıyı gizlemeye çalışmak.

Nevroz

Nevroz, toplumsal tavır ve davranışları bozuklaşan ve kişinin kendi hasta olduğu bilincinde, bağlılıkta bulunan ruhsal bir hastalıktır.

-Kişinin sorun yaşadığı güçle duygularını bastırmak zorunda olduğu çatışmalar.

-Kendini anlatabileceği kimseyi bulamayan, sırtını kimseye yaslayamayan kişinin özel çatışması.

-Kendini cezalandırma, suçluluk çatışmaları. "Hayattan keyif almaya hakkım yok."

Nöbet, Ataklar

Ayrılık çatışmasının tanımı fazladır, özellikle ise PPA döneminde ebeveynlerden birinin ya da yakınlarından kişinin araba

S-Ş

Saç Beyazlaması

-Çok ani gelişen duygusal bir şok.

-Bilinçaltında yaşamda olmayı reddetme, yaşamak istememe programıdır, nerede yaşamdan kopulduğuna bakılmalıdır.

-P/A döneminde evlendiğine pişman olan, eşiyle sorun yaşayan annenin çatışması çocuğa kodlanabilir.

-Babasını erken kaybeden bir ebeveynin çocuğa aktarılan çatışması.

Saç Dökülmesi

-Suçluluk hissettiren çatışmalar.

-Erkeklerde "Doğru partneri bulamam" çatışması.

-Kadınlarda yuva kuramama, yuvayı kaybetme çatışması.

-Temas ve iletişim ile ilgili travmalar.

Örnek: Genç çocuk kız arkadaşından ayrıldıktan hemen sonra saçları dökülüyor, bu durum aylarca devam ediyor. Kendini mutlu hissettiği yeni ilişkisi başlayınca dökülme duruyor.

Saç Mantarı/Kerion

Saç mantarı daha çok çocukları etkileyen, saçlı deri, kaş veya kirpiklerde görülen bir mantar enfeksiyonudur.

-Kişinin kendini özgüvensiz hissettiği durumlar.

-Aileden, özellikle babadan ayrılık çatışması.

-Sevilen bir erkeğin kaybı, o kişiyle kesilen iletişim.

Saç Nezlesi

Saç nezlesi özellikle banyodan sonra ya da deniz veya havuza girildikten sonra uzun süre ıslak kalan saçlarda oluşan saç derisinde batma gibi hisler oluşturan bir hastalıktır.

-Yuvanın kaybı, yuvanın tehlikeye girmesi, yuvanın dağılması ile ilgili çatışmalar.

-Partnerle iletişim çatışmaları, sevgi bağı olduğu halde bir türlü iletişim kuramama, ilişkide istikrarsızlık.

-Babayla temas yoksunluğu, otoriter bir babaya laf geçirememe, öfke duyma.

Saçkıran/Alopesi

Saçkıran ya da tıbbi adıyla alopesi areata bir kişinin saçının ya da kaş, kirpik, sakal gibi diğer tüylerinin kısa bir süre içinde bölgesel olarak aniden dökülmesi ile karakterize bir hastalıktır.

-Bir yol ayrımında olma, ayrılık, değersizlik, korunmanın kaybı.

-"Biri ya da bir şey saçlarımın diken diken olmasına sebep oluyor."

-Bir gün doğru eşi bulacağına inancını kaybetme.

-Yuvayı kaybetme, kuramama çatışması.

-Sevilen bir erkeğin kaybı (bazen sembolik).

Safra Kanalı Sorunları

-Kişinin kendi alanındaki biriyle kin çatışması.

-İhanet, hınç, adaletsizlik içeren çatışmalar.

-Kıskançlık ve haset duygusu uyandıran öfkeli çatışma.

Örnek: Adam henüz patent almadığı buluşunu kuzenine gösterir. Kuzeni patenti kendi adına aldığında adamın safra kanallarında tıkanma gelişir.

Safra Kanalları İltihabı

-Kişinin kendi alanındaki biriyle kin çatışması.
-İhanet, hınç, adaletsizlik içeren çatışmalar.
-Kıskançlık ve haset duygusu uyandıran öfkeli çatışma.
-Para çatışması.

Örnek: Adam henüz patent almadığı buluşunu kuzenine gösterir. Kuzeni patenti kendi adına aldığında adamın safra kanallarında tıkanma gelişir.

Safrakesesi Taşı/Kolelitiazis

Safrakesesi veya safra kanalları içerisinde; safra pigmentleri, kolesterol ve kalsiyum tuzlarından meydana gelen sert kristal yapıda olan kitlelere safrakesesi taşı denir. Bu taşlar, 3 mm veya daha büyükse safrakesesi taşı, 3 mm'den küçükse safra çamuru olarak adlandırılır.

-Birine duyulan kin, öfke.
-Birinin bize duyduğu aşırı kin.

Örnek: Adam safra taşları yüzünden hastaneye kaldırılır. O dönemde babasıyla büyük bir kavga yaşamıştır. Bu çatışması ile yüzleşince safra taşlarını dışkı ile düşürür.

Sakralizasyon

Sakralizasyon beşinci lomber vertebranın transvers çıkıntısının büyüyerek sakrum ile birleşmesi ve sakrum özelliği kazanmasıdır.

-Büyük bir cinsellik çatışması, kişinin cinsel hayatı ile ilgili yaşadığı değersizlik.
-Kişinin kendini kapana kısılmış hissettiği durum, kişi ve olaylar.
-Anneyle veya annelikle ilgili yaşanan çatışmalar.

Sakroiliak Eklem Disfonksiyonu

Sakroiliak eklem disfonksiyonu, omurganın en alt kısmında bulunan leğen kemiğini sakrum kemiğine bağlayan eklemlerde oluşan bozukluğu ifade eder.

-Kişinin kendini kapana kısılmış ve çözümsüz hissettiği durumlar, iki kişi, iki durum arasında sıkışıp kalma.

-Partner tarafından cinsel anlamda değersiz hissettirilme, aldatılma anısı, şiddet anısı.

-Anneyle ilişkide yaşanan çatışma, otoriter bir annenin varlığı.

-Anne olmak ile ilgili yaşanan kararsızlık, anne olmaya hazır olamama.

Sakrum/Kuyruksokumu Sorunları

Bu bölgedeki ağrıların 2 tane sebebi vardır:

-Cinsellikle ilgili çatışmalar.

-Kapana kısılmış hissetme deneyimi.

Saman Nezlesi/Alerjik Rinit

Alerjik rinit, halk arasında bilinen adı ile saman nezlesi; bağışıklık sisteminizin nefes yoluyla vücudunuza aldığınız maddelere (polen gibi) aşırı tepki vermesiyle ortaya çıkan alerjik bir reaksiyondur.

-Kişinin uzaklaştırmayı istediği bir zorluk ya da problemin çatışması.

-Bir başkasının kokusuna dayanamama.

-Ayrılığın sonucu tehlikede hissetme.

Sara/Epilepsi

Sara (Epilepsi), kronik bir hastalıktır. Doğum sırasında ya da daha sonra herhangi bir nedenle beyin hasarı yaşayan kişilerde gelişir. En bilinen şekliyle epilepsi nöbetleri ile kendini belli eder. Epilepsi nöbetleri, ani şekilde ortaya çıkar ve beynin tümüne ya da belirli bir bölümüne yayılır.

-Korku + hareket edememe çatışması.

-Ölümcül korku + ayrılık çatışması.

-Hamilelikte düşük tehlikesi, çocuğun "Ben hayattayım" mesajı.

-Ayrılık çatışması.

-Çocuğun doğum kanalında çok uzun kalması.

Örnek: Hamileliğin 3. ayında bebeğinin hareket etmediğini hisseden anne panik olur, bebeğinin öldüğünü düşünür. Doktora gittiğinde böyle bir sorun olmadığını öğrenir. Bebek 3 yaşına geldiğine epilepsi krizleri başlar.

Sarı Nokta Hastalığı/Makula Dejenerasyonu

Makula dejenerasyonu olarak bilinen sarı nokta hastalığı genellikle kalıtımla geçen, 55 yaş sonrası kişilerde, sigara içenlerde ve yetersiz beslenenlerde sık görülen, ilerlemesi durumunda görme kaybına yol açabilen gözde makula ismi verilen bölgenin bozulmasıyla karakterize bir retina hastalığıdır.

-"Odaklandığım, hayatımın merkezine koyduğum şey bozulmaya başladı."

-Bir şeyin veya bir kişinin varlığını, görüntüsünü kaybetmek.

-Ölümle veya ayrılıkla deneyimlenen kayıp çatışması.

-Birinin ölümüne tanıklık etmek.

Örnek: Yıllarca mutlu evliliği olan kadının kocası bir akşam kalp krizi geçirip anında ölür. Bu ölüme şahit olmanın verdiği çatışmayı yaşatmamak için beyin sarı nokta hastalığı programlar. Yas sonlandırma ile çatışmanın çözülmesiyle sarı nokta iyileşir.

Sarı Tırnak Sendromu

-Sevilen kişinin kaybı.
-Ayakta ise anne ile ilgili öfke.
-Elde ise babaya duyulan öfke.

Sarılık/Hepatit/İkter

Sarılık, bilirubin adı verilen maddenin kan dolaşımında normalden fazla miktarda bulunması sonucu sklera (gözün beyaz kısmı) ve derinin sarıya boyanmasıdır.

-Birine karşı hissedilen aşırı kin.
-Yoksun kalma.
-Geleceği garanti altına alamama çatışması.

Örnek: 5 yaşındayken babası aniden evi terk eden çocuk hiç kimseden bilgi alamaz. Annesi bu konuda soru sormasını yasaklar ve babasının bir daha gelmeyeceğini söyler. Annesine ve babasına duyduğu kin ile sarılık geçirir.

Sarkoidoz

Sarkoidoz (Sarcoidosis ya da Besnier-Boeck hastalığı), bağışıklık sisteminin anormal çalışmasından dolayı ortaya çıkan, akciğerlerin yanı sıra çok sayıda organı da etkileyen sistemik bir hastalıktır.

-"Alanımı veya klanımı korumak için sürekli mücadele ediyorum."
-"Bu dünyada korunmasızım, saklanacak yer arıyorum."
-"Beni savunacak kimse kalmadı."

Örnek: Anne ve babası ayrılan çocuk babasını ziyarete gider. Baba başka bir kadınla yaşamaktadır ve onun çocuklarına babalık etmektedir. Bu çatışma çocukta Sarkoidoz geliştirir.

Seboreik Dermatit

Seboreik dermatit, egzama çeşitlerinden biridir. Genetiktir. Saçlı derimizde, kaşlarda, burun kenarlarında, kulak içlerinde ve arkalarında, erkeklerde sakal bıyık varsa sakal içlerinde hatta göğüs ortasında, kimi zaman sırtta ortaya çıkabilir. Kaşıntılı kızarıklık, kabuklanma, pullanma şeklinde görülür.

-"Başıma her an bir şey gelebilir, bu yüzden kendimi korumak için tetikte olmalıyım."

-Kişinin hayatında katlanmak zorunda olduğu, istemese de susmak zorunda olduğu çatışmalar.

-Kişinin yaptığı bir hatadan dolayı yargılanma korkusu, bu durumun açığa çıkacağı ile ilgili yaşanan tedirginlik.

-Kendi için yaşamayı bırakıp, başkalarının ihtiyaçları için kendini feda eden danışanın, bu durumdan hoşnutsuz olmakla ilgili çatışmaları.

-Ortaya çıkan bölge ile ilgili fiziksel hoşnutsuzluk, estetik değersizlik çatışması.

Sedef/Psöriyazis

Sedef hastalığı, cilt hücrelerinin normalden birkaç kat daha hızlı çoğalmasına neden olan bir cilt bozukluğudur. Bir diğer adı da psoriasis olan sedef hastalığı sırasında ciltte beyaz pullarla kaplı engebeli kırmızı lekeler görülmeye başlanır.

-Daima çifte ayrılık çatışması (iki kişi, iki ayrı olay, aynı anda olmak zorunda değil). İki çatışmadan biri aktif fazda, diğeri tamir fazındadır.

-Bazen aynı kişiyle iki defa ayrılık.

-Kişinin kendisiyle, kimliğiyle, özgüveniyle ilgili hissettiği çifte çatışma.

-Temasa zorlanma çatışması.

-Aile ağacında yakılma anısı araştırın.

Örnek: Annesi ölüm döşeğinde olan adamın eşine de hastalık teşhisi konulur. Hem annesini hem eşini kaybetme korkusu yaşayan adamın eşi iyileşir, annesi ölür. Bu çatışma ile iki ayrılık çatışmasının biri tamir fazına girince sedef geliştirir. Çatışma çözülünce düzelme olur.

Selülit

Selülit sıklıkla uyluk, kalça ve karın bölgesindeki deri ve deri altı yağdokusunu etkileyerek portakal kabuğu görünümü olarak tanımlanan girintili çıkıntılı bir dokuya neden olan bölgesel metabolik bozukluk olarak tanımlanabilir.

-"Geçmişte yaşadığım, kırıldığım, incindiğim bir olayı görmeyi reddederim."

-Emzirme sırasında terk edilmekten korkma.

-Koruma ve güvenliği kaybetme korkusu.

-Çocuklarda terk edilme anısı.

-Annenin babaya ihaneti anısı.

-Kişinin aynadaki estetik olmayan görüntüyü mozaikleme çatışması.

-Kalçada: Anneyle ters düşme, ona karşı gelme çatışması.

-Uyluklarda: "Annemden daha iyi bir insan olmalıyım."

Serebral Palsi (CP)/Beyin Felci

Serebral palsi, yani beyin felci insan vücudundaki kasların hareketlerini, tonusunu veya vücudun duruşunu etkileyen bir grup fiziksel engel durumuna verilen isimdir. Serebral Palsi çoğunlukla doğumdan önce olmak üzere olgunlaşmamış beynin gelişmesi sırasında meydana gelen hasardan kaynaklanır.

-"Annemin karnındayken kendimi tamamen kapatmama sebep olan büyük bir çatışma yaşadım."

P/A döneminde ebeveynlerin istemedikleri bir yolda zorla ilerlemek zorunda kalması.

-P/A döneminde ebeveynlerin kaybettikleri itibarlarını kazanma mücadeleleri.

-P/A dönemi babanın içinden çıkamadığı, çözüm bulmak zorunda kaldığı durum.

Ses Kısıklığı

Sesteki çatallaşmalar, titreşimler, boğuk ses ve diğer tüm ses değişikliğine ses kısıklığı denir. Gırtlaktan daha aşağı seviyelerdeki rahatsızlıklar sesin cılız ve zayıf çıkmasına neden olurken, gırtlağın kendisi ile ilgili hastalıklarda sert, tırmalayıcı ve kısık ses oluşumuna neden olur.

-Cinsel kimlik çatışması + korku.

-Söylenen bir şeyden duyulan pişmanlık.

-"Konuşurken hata yapmaktan korkuyorum, bu yüzden kısık sesle konuşuyorum."

-"Patronumla yüz yüze olduğumda söylemek istediklerimi söyleyemiyorum."

Ses Teli Felci

Ses teli felcinde ses telleri hareket edemez, birbirlerine temas sağlayamaz ve bunun sonucunda ses, solunum ve yutma problemleri ortaya çıkar.

-Taciz karşısında sembolik olarak sesini çıkaramama.

-Ergenlik döneminde yaşanan cinsel kimlik çatışması.

-Kişinin çok güçlü bir otorite karşısında hissettiği büyük güçsüzlük, sesini çıkaramama.

-Söylenen bir şeyden duyulan pişmanlık, söylenilen şey yüzünden kişinin başının belaya girmesi.

Sıcak Çarpması/Hipertermi

-Kaybedilen sevgiyi yerine koymak için beden ısı gönderir.
-Çocuğun cinsiyeti ile ilgili beklentiler.
-Anneden ayrılık çatışması.
-Çocuklarda eleştiri, sevgisizlik.
-Adaletsizlik çatışması.
-Anne-baba çatışmaları.
-Bebeğin aldırılması düşünüldüyse yüksek ateş doğan bebekte görülebilir.

Sırt Ağrısı

-Boyna yakın bölge: iletişim, adaletsizlik, haksızlık.
-Sırtın üst kısmı: "Kendimden başka kimseye güvenemem."
-Sırtın orta kısmı: Birinci derece akrabalarla ilgili çatışma.
-Bel kısmı: Finansal endişeler.
-"Çocuklarım için duyduğum endişe."
-"Ailenin direği olmaya mecbur kaldım, başaracak mıyım?"
-Cinsellikle ilgili olası çatışma.
-"Annem tarafından desteklenmedim."

Sıtma/Malarya

Sıtma, plazmodium adı verilen bir parazitin sebep olduğu ateşli bir hastalıktır. Parazit, dişi anofel sivrisineklerin ısırıkları yoluyla insanlara ulaşır. Sıtmaya sahip kişiler genellikle yüksek ateş ve titreme ile kendilerini çok hasta hissederler.

-Kişinin çaresizliğe teslim olması, öğrenilmiş çaresizlik ve bu durumu kabullenememe.

-Kendini kapana sıkışmış gibi hissetme ve bu durumun oluşturduğu monotonluk ile ilgili çatışma.

-Hayatın getirdiği değişiklikler karşısında güvensiz ve isteksiz kalma, bu durumdan kaçmaya çalışma.

-Kendine güvenmeyen bir kişinin olaylar karşısında mücadele gücü bulamaması.

Sifiliz

-Cinsel istek yüzünden suçlanma.
-Kadının partnerini cezalandırma çatışması.
-Cinsellikle ilgili yasaklar.

Sigara Bağımlılığı

-En çok baba ile ilgili yoksunluk çatışmasında görülür.
-İletişim çatışması (sembolik olarak duman=iletişim gönderiyorum).
-Kendini yeterince ifade edemeyen kişi sözlerini duman olarak çıkarır.
-"Kimse beni anlamıyor, sevgisizlik yüzünden içimi ateşle ısıtıyorum."
-Yeterince meme ememeyen veya memeden aniden kesilen çocuğun çatışması.

Sigmoid Kolon Sorunları

Sigmoid kolon (veya pelvik kolon), kalınbağırsağın rektuma ve anüse en yakın olan kısmıdır.
-Lokmayı sindirememe çatışması.
-Çok rezil, iğrenç, utanç verici çatışma.
-Cinsellikle ilgili çatışmalar.
-İstediği alana, eve, işe kavuşamama.

Siğil

Siğiller, derinin üst tabakasına yerleşen Human Papilloma Virüs-HPV olarak bilinen bir virüsün oluşturduğu enfeksiyonlardır. Siğiller vücudun herhangi bir yerinde bulunabilirler. Vücudun bir bölümünden vücudun başka bir bölümüne yayılabilir.

-Tamir fazında ortaya çıkar.

-Okulda elyazısı ile ilgili utandırılma.

-Pişmanlık içeren kirlenme çatışması.

-"Arkadaşlarım kadar iyi değilim."

-Bölgesine göre anlamı değişir:

-Ayak-kökler.

-Sırt-geçmiş.

-Ön-gelecek.

-Yanlar-günümüz.

-Yüz-kişinin kendi görüntüsü.

-Sol taraf-dişil.

-Sağ taraf-eril.

-El-elle yapılan işler.

-Her iki el-çatışma çok yoğun olduğunda.

-Boyun, boyna temas içeren ayrılık (sevgili kolye vermiş ve ayrılmıştır, yeni sevgili bulunca boyunda siğil çıkar).

-Burun-baba çatışması.

Örnek: Küçük çocuğun elyazısı kötüdür, sınıfta öğretmen kâğıdını arkadaşlarının önünde kaldırarak ne kadar kötü yazdığını gösterir, çocuk yerin dibine girer. Hırslanan çocuk zamanla elyazısını düzeltir, bu sefer öğretmen kâğıdını alır ve çocuğu alkışlatır. O gün çocuğun parmağında siğil oluşur. Bu çatışma anlatılınca çocuğun siğili geçer.

Sindaktili/Yapışık Parmak

Sindaktili (yapışık parmaklılık), perdeli el veya ayak parmaklarına sahip olma durumunun tıbbi tanımıdır. Sindaktili, bebeklerin ellerini ve ayaklarını etkileyen en yaygın doğum kusurlarından biridir. En sık ortaparmak ile yüzükparmağı arasında olur. Yüzükparmağı ve serçeparmağı arasındaki sindaktililer ikinci sıklıkta karşımıza çıkar.

-Ortaparmak ve yüzükparmağı yapışıksa: Hamilelik öncesi 1 yıl ve hamilelik döneminde evlilikte yaşanan cinsellik içeren çatışmalar. Bazen hamilelikte erkeğin cinsellik istemesi ve kadının buna karşı koyması. Bazen de evliliğin cinsellik yüzünden sarsılması.

-Yüzükparmağı ve serçeparmağı yapışıksa: Evlilikte aldatılma anısı veya şüphesi, evlilikte saklanan bir sır ile ilgilidir. Bazen duyulan bir şeyin evliliği tehlikeye düşürmesi.

Sindirim Spazmları

Midenin ağrılı bir şekilde kasılmasına mide spazmı adı verilir. Spazma bazı mide rahatsızlıklarına da neden olabilmektedir.

-"Sindiremediğim bir şey var."

-Yutulamayan ve cevap verilemeyen emirler.

-Otorite karşısında boyun eğme zorunluluğu.

-Çok pislik bir olay karşısında kimseyi ikna edememe.

-Yanlış anlaşılma sonucu hissedilen deneyim.

Sinüzit

Sinüzit yüz kemiklerinin içerisindeki boşlukların iltihaplı doku ile dolmasından ortaya çıkan hastalıktır. Burun tıkanıklığı, sarı-yeşil renkte burun akıntısı, geniz akıntısı, baş ağrısı ve koku almada güçlük ile kendisini göstermektedir.

-Koku ile bağlantılı korkular, kaygılar.

-"Burası benim için kötü kokuyor." (Bazen sembolik.)

-"Alanımdaki davetsiz misafirden kurtulmak istiyorum."

-Alanda tehlikenin kokusunu almak.

Örnek: Bir kadın 10 yıldır sinüzit. Çalıştığı işyerine başladığı gün sinüziti de başlamış. Aynı bölümde çalışan kadının keskin parfüm kokusunun buna sebep olduğunu anlıyor, bu çatışma ile çalışınca sinüzit düzeliyor.

Sistit/İdrar Torbası İltihabı

Sistit, mesanenin yani idrar torbasının iltihabıdır.

-Alanını kendi istediği gibi organize edememe.

-Yapılan bir şeyle ilgili pişmanlık: "Keşke böyle yapmasaydım."

-Kendinizi onaylamadığınız hareketi bulun.

Örnek: Genç kadın evli olduğunu bildiği halde adamla ilişkiye girer. Adam bir süre sonra eşine dönmeye karar verince kadında sistit gelişir. Bu çatışmanın farkına varınca sistit düzelir.

Sivilce/Akne

-Kişinin kendine ya da diğer insanlara yönelik öfke, eleştiri, kırgınlık, reddetme, korku, utanç ya da güvensizlik gibi duygularının gözle görülebilir bir ifadesidir.

-Kişinin kendini çirkin hatta iğrenç bulduğunun göstergesi.

-Lekelenmiş hissetme, estetik değersizlik.

-Doğduğunda bebeğin aldığı ilk bakış.

-İlk flörtte hakarete uğrama.

-Arkadaşlarının önünde utandırılma.

-Aynada sivilceli bölgeye her bakıldığında sivilce programı tekrar tetiklenir.

-Babaya duyulan öfke.

Siyah Noktalar

Siyah nokta, cildinizdeki foliküllerde tıkanma meydana geldiğinde oluşur. Her folikül, bir kıl ve yağ üreten bir yağ bezi içerir. Sebum adı verilen bu yağ cildinizi yumuşak tutmaya yardımcı olur. Ölü cilt hücreleri ve yağlar, cilt folikülüne açılan boşlukta toplanır ve komedon olarak adlandırılır.

-Kişinin kendini içsel olarak kirli, pis, değersiz hissettiği travmatik olay.

-Kişinin kendini küçük gördüğü, kendinden utandığı ve insanlardan kaçmasına sebep olan utanç verici çatışma.

-Terk edilme anısı ve bu durum sonrası gelişen yalnızlık duygusu.

Siyanoz

Dudak, yanak, tırnak yatağı, parmak uçlarında görülebilen ve kandaki oksijen azlığından dolayı vücutta morarmaya siyanoz denir.

-Taciz veya ensest anısı.

-Kişinin sözlerini yutması, aile içinde sözünü dinletememesi, söz hakkı verilmemesi.

-Sevilen birinin ölümü, bitirilmemiş, kabul edilememiş yas, sembolik olarak ölülerle bağlantı kurma.

-Kişinin yaşadığı ayrılıktan sonra yaşadığı "yok olma, kendini yok etme" çatışması. Ayrılığı kabul edememe.

Siyatik

Siyatik sinirinin ağrılı hastalığıdır. Ağrı oldukça şiddetli olup, kalçanın arkasından başlayarak, dizin arkasına kadar uzanmaktadır. İlk olarak, kalçaya doğru vuran bel ağrılarıyla başlar ve sinir boyunca yayılır.

-Finansal kaygılar.

-Sağ bacak: Kendimle ilgili finansal kaygılar.

-Sol bacak: Sevdiğim insanlara maddi destekte bulunamamak.

-"Gitmek istediğim yere gidemiyorum."

-"Gitmek istemediğim yere zorla götürülüyorum."

-Çoğu zaman cinsellikle ilgili çatışmalar. ("O istiyor ben istemiyorum, ben istiyorum o istemiyor.")

-"Kimliğime meydan okunmuş hissediyorum."

Örnek: Kadının sevdiği adamdan evlilik dışı çocuğu vardır. Evlenmediği için ailesi tarafından sürekli eleştirilmektedir. Adam evlenmek istemediği için kadında siyatik gelişir. Kadın bu çatışmayı çözünce düzelme olur.

Sjögren Sendromu

Sjögren Sendromu, kuru göz ve kuru ağza neden olan otoimmün (bağışıklık sisteminin kendi kendine yaptığı) bir hastalıktır.

-Ağlaması yasaklanan bir kişi.

-"Gözyaşlarımı kimseye göstermemeliyim."

-Yemek yemeye, oral sekse zorlanma anısı.

-Etkilenen beden bölgesinin sembolik anlamı ile ilgili değersizlik.

-Islak bir ortamda deneyimlenen çatışmalar (yağmurlu bir havada hastayı acil hastaneye yetiştirme kaygısı gibi).

Örnek: Kadının çocuğuna beyin tümörü teşhisi konulur ve bu durum çocuktan gizlenir. Kadın çocuğun karşısındayken sürekli gözyaşlarını gizlemek zorunda kalır. Sjögren sendromu geliştirir. Çocuk ameliyat edilir iyileşir, daha sonra anne bu çatışmayı hatırlayınca durum düzelir.

Skleroderma/Morfea

Skleroderma, deri ve iç organların yaygın fibrozu ile giden kronik bağışıklık sistemi ile ilgili iltihaplı bir hastalıktır.

-Zor bir ayrılık çatışması.

-Kirlenmişlik hissi.

-Değersizlik çatışması.

-Etkilenen bölgenin sembolik anlamı.

-"Hiçbir şeyi değiştiremiyorum" çatışması.

Skolyoz

-Ergenlik döneminde ne çocuk ne genç hissetme ile ilgili kimlik çatışması.

-"Taşımayı beceremediğim ağır yükün altında eziliyorum."

-"Başkaları için kendimi feda ediyorum."

-"Yaralanma, dokunma, taciz vb. durumlardan sakınmak için eğri oluşturuyorum."

-Anne-baba ayrılığında çocuğun seçim yapmak zorunda kalması.

-Ensest anısı.

-Başkalarıyla, yaşıtlarıyla kıyaslanma çatışması.

Örnek: Kız çocuğu uyurken ağabeyi tarafından taciz ediliyor. Bu durumu kimseye söyleyemiyor ve beden skolyoz geliştiriyor. Bu çatışmayla yüzleşince kısmi düzelme sağlanıyor.

Skorbüt

C vitamininin aşırı derecede yetersizliğine bağlı olarak gelişen bir hastalık türü olup anemi, hareket kısıtlılığı, halsizlik, kanamalar, kol ve bacaklarda ağrı, vücudun bazı bölgelerinde şişlik, cilt problemleri, dişeti hastalıkları ve diş kaybı gibi olumsuzlukları içerir.

-Ailesi tarafından ilerlemesi engellenmiş kişinin yaşadığı çatışma.

-İstenmeyen bir evlilik, istenmeyen bir okulda okuma, istenmeyen bir şehre taşınma gibi, kişiyi istemediği bir hayata iten zorunluluklar.

-Aile içinde sözünü geçirememe.

-Ayrılık çatışması, sevilen bir kişiden ayrılık.

SMA Tip1 – Tip2

-Bu konuda herhangi bir iyileşme dosyası bulunmasa da çatışması genellikle üst soylardaki çok ağır taciz ve ensest anılarıdır. Ayrıca ailede saklanan çok büyük bir sırrın varlığı da bu hastalığın travma sebeplerindendir. Bir kadının aldatma anısı da alt soylara bu kodu aktarabilmektedir.

Soğuk Algınlığı

-"Arkamdan konuşuluyor" çatışması.

-"Ortamda tehlike kokluyorum." (sembolik)

-Genelde kalabalık aile toplantılarındaki tartışma sonrası görülür.

Spastisite

Spastisite, sinir sistemi sorunlarından kaynaklanan bir hareket bozukluğudur.

-P/A döneminde ebeveynlerin istemedikleri bir işe sahip olması, istemedikleri bir şeye katlanmak zorunda kalmaları.

-Doğum anında bebeğin doğum kanalında çok uzun kalması, doğduğu anda ilk nefesi almada çektiği zorluk.

-P/A döneminde babanın içinden çıkamadığı, çözüm bulmak zorunda kaldığı acil durum.

-P/A döneminde babasıyla sorun yaşayan ebeveyn kimdi?

Sperm Azlığı/Azospermi

Azospermi, erkeğin menisinde sperme rastlanmaması (sperm bulunmaması) anlamına gelir.

-"Aynı ahırda iki boğa (sembolik) olmaz." Çok baskıcı otoriter babanın olduğu yerde çocuğun gelişmesine izin yoktur.

-Erkeklere kin duyan, sorunun devamını istemeyen kadının doğurduğu çocuk bu kodla doğar.

-Doğurganlıkla ilgili çatışmalar, düşük, kürtaj, kayıp sonrasında gelen bebekler.

-Üst soyda erken kaybedilen bebek veya çocuk anısı.

Suçiçeği

Suçiçeği genellikle bir çocukluk çağında görülen ve varicella zoster virüsünün (VZV) sebep olduğu, vücutta kaşıntılı, kırmızı döküntüler, yorgunluk ve ateş ile kendini gösteren bulaşıcı bir hastalıktır.

-Çocuğun anne ve babasıyla ilgili veya onlarla kendi arasında yaşadığı iletişim çatışması.

-Anneden veya babadan ayrılmak zorunda kalan çocuğun çatışması.

-Çocuğun ihtiyaçlarını giderecek birinin kalmaması korkusu (yemek, banyo, bakım vs.).

Süt Alkali Sendromu/Burnett Sendromu

Aşırı süt, kalsiyum ya da alkali alınması sonucu böbrek yetmezliğine sebep olan hastalık.

-Sembolik olarak süt anneyi temsil ettiğinden, anne tarafından sevgisiz hissetme bunu süt ile kapatmaya çalışma.

-Dişilere, kadınlara karşı öfke besleme, güvenmeme.

-Çocukluktaki anıları, olayları affedememe.

Süt ve Süt Ürünleri Alerjisi

-Süt anneyi temsil eder, P/A döneminde yaşanmış anne ayrılığı, anneyle veya kayınvalide ile yaşanan çatışma.

-Sütten kesme periyodu ile ilgili bebeğin yaşadığı ayrılık, diş çıkarmadan önce bebeğin sütten kesilmesi.

-Emzirme döneminde bir sebeple anne bebekten ayrılmış, sütünü sağarak vermek zorunda kalmışsa bu durum görülebilir.

-Aşırı korumacı bir anneyi reddetme çatışması.

-P/A döneminde süt ve süt ürünlerinin tüketildiği bir ortamda ayrılık çağrıştıran kötü bir haber alınması.

Örnek: Hamile annenin kendi otoriter annesiyle yaşadığı bir dizi olaylar sonrası, annesi Alzheimer hastası oluyor. Çatışma sona ermiştir ancak doğan çocukta süt alerjisi oluyor.

Şahdamarı/Karotis Sorunları

Boynun her iki yanında bulunan ve beyne kan akımı sağlayan ana damarlar olan şahdamarlarına tıp dilinde karotis adı verilir. Beynin beslenmesinde büyük önem taşıyan karotis damarlarında yaşanan problemler sonucu oluşan darlık ve tıkanıklığa karotis darlığı adı verilir.

-"Kendi fikirlerimi savunmak zorundayım."

-Kişinin fikirlerinin çalınması çatışması.

Örnek: Bir müzisyen yaptığı bestesinin telif hakkını almaz. Bir gün ünlü bir sanatçı para vermeden bu besteyi alır ve sahiplenir. Bu durum karşısında çaresiz kalır ve karotid arterleri tıkanır.

Şankır

Kadınların ve erkeklerin ağız mukozalarında, cinsel organlarında ya da çevresinde genellikle birden çok sayıda ağrılı, temasla kolayca kanayan, sınırları belirli ve yumuşak tabanlı ülserler.

-Cinsellikle ilgili yaşanan hayal kırıklığı ve öfke.

-Ağızda ise otorite karşısında sessiz kalmak zorunluluğu, söylemek istediklerini söyleyememek.

-Başkalarını suçlama ve onlara kin duyma ile ilgili durumlar.

Şeker Hastalığı/Tip 1 Diyabet

-Aile klanında donarak ölme, Sibirya, Rus çalışma kampı anısı.

-P/A dönemi baba bebeği aldırmak istemiş mi?

-Birinin ya da bir hayvanın ölümüne şahit olmak.

-Bir enjeksiyon veya ameliyat anısı.

Örnek: Geçim sıkıntısı yaşayan bir ailede kadın kazayla altıncı çocuğuna hamile kalır. Baba ısrarla çocuğu aldırmak ister ancak annenin dini inançları buna izin vermez. Doğan çocuk 6 yaşına geldiğinde Tip 1 diyabet teşhisi konulur.

Şeker Hastalığı/Tip 2 Diyabet/Hiperglisemi

-Aşırı direnç çatışması ile birlikte bir o kadar iğrenme çatışması.

-Kavgaya her an hazır olacak şekilde kanda enerji (şeker) dolaştıran beyin, çatışmaya hazırlık yapar.

-Baba sert otoritesi ile anneye ulaşımı engeller. Beyin şekeri kodlar. (Anne: tatlılık.)

-Otoritenin baskısı ve sıkıcılığından kurtulmak için, beyin tatlılığı artırır.

-Gelecek için rezerv (birikim) yaratma ile ilgili kaygılar.

Örnek: Her ikisi de ikinci evliliğini yapan bir çift evliliğin ilk günlerinde her gün birlikte oluyor. Kadın bu durumdan artık tiksinmeye başlıyor ancak bu durumu engelleyemiyor. Bir süre sonra kadına Tip 2 diyabet teşhisi konuluyor.

Şizofreni

Şizofreni, bireylerin gerçekliği anormal olarak yorumladıkları ve gerçek ile gerçekdışını birbirinden ayıramadıkları ciddi bir zihinsel bozukluğa verilen isimdir.

-Deneyimli sağlık profesyonelleri tarafından değerlendirilmelidir.

-Gerçeklik ile bağın koptuğu acı verici olay.

-Soyağacında veya ailede çok acı verici bir kayıp.

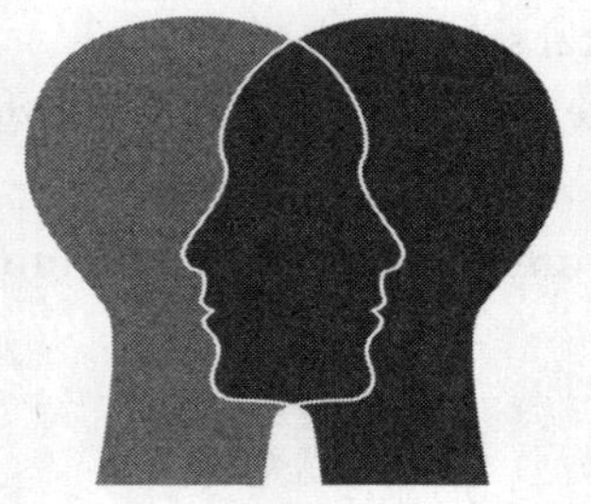

T-U-Ü

Tat Alma Bozukluğu/Aguzi

Tat alma bozuklukları hipoguzi, aguzi ve disguzi olarak çeşitli alt gruplara ayrılır. Disguzi tat bozukluğunun genel adıdır. Hipoguzi tat almada azalma, aguzi hiç tat alamama demektir.

-Zorla yemek yedirilen çocuk anısı.

-İstenmeyen oral seks anısı.

-Hayatın içinde değiştirmek istenen şeyleri değiştirememe güçsüzlüğü.

-İğrenç bir durumu mecburen kabullenme.

Tavuk Derisi

Keratosis pilaris (tavuk derisi hastalığı), sert bir protein olan keratin birikmesi sonucu ciltte sert lekelere ve küçük, sivilce benzeri şişliklere neden olan cilt problemidir.

-Çok büyük öfke duyulan ayrılık çatışması.

-P/A döneminde öfkeli bir ebeveynin çatışması, eşler arası öfke ve ayrılık içeren anılar.

-Çok sert otoriter bir ebeveynin veya eşin varlığı. P/A döneminde otoriteye duyulan kin ve aynı zamanda kendini savunamama.

Tavukkarası/Retinitis Pigmentosa

Retinitis pigmentosa (RP), gözün ışığa hassas olan retina tabakasının ilerleyici bir şekilde dejenere olduğu kalıtsal bir hastalıktır. Bu hastalıktan şüphe edildiği takdirde görme alanı darlığını ortaya koymak için görme alanı testi yapılmalıdır.

-Çirkin ve kirli bir görüntüye eşlik eden utanç.

-Birinin ölümüne şahit olmak.

Örnek: Bir bebek tavukkarası hastalığı ile doğar, üst soyda dedesinin savaş fotoğrafçısı olduğu öğrenilir ve bu durum bebeğe anlatılır. Hatırı sayılır bir düzelme görülür.

Tendon İltihabı/Tendinit

Tendinit, bir tendonun iltihabıdır. Tendon, kasları kemiğe bağlayan dokudur. Esnek, sert ve liflidir ve gerilime dayanabilir.

-Çok önemli bir fiziksel aktivite sonrası tamir fazı.

-Hareket edilemeyen, değersizlik hissettiren deneyim.

-Eyleme geçme konusunda kendine güvenmeme çatışması.

-"Amacıma ulaşmada engeller var, bunlar karşısında çaresizim."

Örnek: Yeni açacağı işyeri için her türlü hazırlığı yapan adam bu oluşumun duyurusunu yapar. Son anda alacağı kredide sorun çıkar ve rezil olur. Bu projeden vazgeçmek üzereyken çok yakın bir arkadaşı destek çıkar. Tamir fazında tendon iltihabı başlar.

Tenisçi Dirseği

Lateral epikondilit sıklıkla tenisçi dirseği olarak bilinir. Dirseğin dış tarafında kas-tendonun kemiğe yapışma yerinde görülen ağrılı bir durumdur.

-Performans gösterme ile ilgili başarısızlık.

-"Elimden gelenin en iyisi bu, yine de başaramayacağım."

Terleme

Doğal terleme dışında, bireyin genel veya bölgesel olarak aşırı terlemesine hiperhidrozis denir. Terleme egzersiz esnasında, sıcak veya soğuk havalarda vücut sıcaklığını ayarlamak için gerekli fizyolojik bir mekanizmadır.

-Yangın anısı.

-Tuzaktan kurtulmaya çalışan alabalığın kendini kayganlaştırarak, tuzaktan kurtulma çatışması.

-Eller: İşinde kaygılı olma, ellerle yanlış bir şey yapma çatışması, çocuğunun elinden alınacağı korkusu yaşayan annenin çatışması.

-Ayaklar: "Annemle ilgili yıkamaya çalıştığım nedir?" "Annem çok otoriter ve acımasız, beni incitiyor." Yanlış yere bastığını düşünüp yıkamayı istemek.

-Boyun: Bir işin yanlış yapılması ile ilgili suçlanma, haksızlığa uğrama karşısında kendini temize çıkarma isteği.

-Koltuk altları: "Annelik ettiğim ya da korumam altındaki biriyle ilgili yaşadığım çatışma." Cinsellikle ilgili çatışmalar (cinselliğin reddi veya aşırı cinsellik isteği), anne ve babanın kanatları altında olmaktan duyulan rahatsızlık.

-Sırt: Kişinin tek edilme anısı, sırtından vurulma anısı.

-Baş: Babayla ilgili çatışma, babayla iletişim çatışmaları.

Testis Kanseri

Testis kanseri kökenini testisteki üreme hücrelerinden alan ve testiste görülen kanser türüdür. Testis kanseri en sık erişkin erkeklerde görülür. Toplumda görülme sıklığı 100.000 kişide 3'tür. Hastalık, nadiren de olsa ergenlik öncesi çocuklarda görülebilir.

-Kayıp çatışması, çirkinliğe dair yarı cinsel çatışma.

-Yakın birini kaybetme çatışması (%90) veya reddedilme çatışması.

-Suçluluk içeren ayrılık çatışması.

-Evlat kaybı.

Örnek: Evladını kaybettikten bir yıl sonra Dr. Hammer'da testis kanseri başlıyor. Yeni Alman Tıbbı'nı kurmaya bu çatışmasını çözerek başlıyor. Kendi çatışmasını çözerek düzelme sağlıyor.

Testosteron Eksikliği/Düşük Testosteron

Testosteron oranının olması gereken düzeyden daha az miktarda bulunması, testosteron düşüklüğü olarak adlandırılır. Erkekler yaşlandıkça, testosteron üretme kabiliyeti azalmaya başlar. 40 yaş civarındaki bir erkek için testosteron düzeyi yılda %1-3 oranında azalmaktadır.

-Soy klanında şiddet uygulayan erkek.

-Kadınlar için tehdit oluşturan erkek kim?

-Soyağacında kadınlara istismar anısı.

-Kadınların aile içinde erkeklere beslediği kin.

Örnek: Eşine çok öfkeli bir kadının oğlunda görülür.

Tetik Parmak

Parmakların aniden kilitlenmesi, kasılı kalması ve ağrıması gibi belirtilerle ortaya çıkan tetik parmak, yaşam kalitesini olumsuz etkileyen bir hastalık. Genel olarak serçeparmağı, yüzükparmağı ve başparmakta ortaya çıkan tetik parmak sorunu, özellikle sağ el parmaklarında yaygın olarak gözlemlenir.

-Başparmakta oluşursa: Kişinin kendini baskı altında hissettiği durumlar. Kişinin onaylanma isteği.

-Yüzükparmağında oluşursa: Evlilikle ve ortaklıklarla ilgili çatışmalara bakılır. Bazen anne-baba ve evlatlarla ilgili çatışmayı temsil eder.

-Serçeparmağında oluşursa: Bir sırrın varlığı, bir sırrı öğrenmek istemek. Bazen eleştirilere kulak tıkamak ve bu durumun yarattığı gerginlik.

Tırnak Eti Koparma

-Bir kayıp ile birlikte kendini suçlu hissetme, birinin sağlığından kendini sorumlu hissetme.

-"Yapmam gerekeni yapamadım, yapmamam gerekeni yaptım." Kişinin duyduğu derin pişmanlık.

Tırnak Yeme

-"Öfkemi kontrol etmeliyim, yoksa başım belaya girer."

-Bitirilmemiş yas, sevilen birinin ölümü (toprağa vermeyi reddetme).

-Epizyotomi (doğumun kesi atılarak gerçekleşmesi) anısı (P/A).

-Ayrıldığı kişiyi unutamama, sembolik yas.

-Şiddet karşısında kendini savunamama.

Örnek: 4 yaşında tırnak yemeye başlayan çocuğun çatışması bulunur: Kuzeninin gömülmesine şahit olmuştur. Bu çatışma çocuğa anlatılınca tırnak yeme biter.

Tikler

-"Tiklerimle başka türlü söyleyemediğim şeyleri söylerim."

-Yasak aşk ile ilgili olabilir.

-Yapmak isteyip, yapması yasak hareketle ilgili çatışma.

-Gözler: "Birisi tarafından görmem engellendi." "Gördüklerimden dehşete kapıldım, incindim."

-Yüz: "Birine bakacak yüzüm yok." "Onun önünde küçük düştüm." Yüze atılan tokadın acısı.

-Burun delikleri: "Koklamaktan uzak durduğum bir şey var." "Özlediğim, hissedemediğim koku nedir?"

Örnek: Bir kafede garsonluk yapan garson müşterinin hakaretine maruz kalıyor. İşini kaybetmemek için cevap veremiyor ancak yüzünde tikler oluşuyor. Bu çatışma ile yüzleşince tik kayboluyor.

Titreme/Tremor

Tremor, titreme anlamına gelir ve farklı birçok hastalıkla birlikte görülebilir. Parkinson hastalığının, Periferik Nöropati gibi beyin ve beyincik hastalıklarının, alkol yoksunluğunun belirtisi olabilir veya bir ilacın yan etkisi olarak titreme görülebilir.

-Arzu ve isteklerin yasaklar yüzünden durdurulması ile ilgili çatışmalar.

-Yapmak isteyip yapamadığımız, yapılmasını istemeyip maruz kaldığımız olaylar.

-Yapılan bir eylemden duyulan pişmanlık.

Toksoplazma

Genellikle kedilerde meydana gelir ve bazı çiftlik hayvanlarını da enfekte edebilir. Toksoplazma her ne kadar hayvanlarda ürese de, insanları da enfekte edebilen bir hastalık çeşididir. Toksoplazma, hayvanlardan insanlara direkt temas yoluyla bulaşmaz fakat hayvan dışkısıyla, dışkının bulaştığı eşyalar yoluyla ya da enfekte olan çiftlik hayvanlarının az pişmiş olarak besin yoluyla tüketilmesiyle bulaşabilir.

-Bir ihmal, terk ve yalnızlık çatışmasının iyileşme fazı.

-Evin erkeği olmak zorunda kalan kadının çatışması.

-Anneliği ön plana çıkarma, kadınlığı bastırma çatışması.

-Hamilelikte incitilme anısı.

Topuk Dikeni

-Ana çatışma yanlış yöne gitmektir.

-Yavaşlama ihtiyacı hissetmek.

-İstemediği bir hayat yaşamak ve bunu engelleme isteği.

-"Annemle temas beni incitiyor ama temas istiyorum."

-Ailesi tarafından istediği hayatı yaşaması engellenen kişinin çatışması.

Topuk Sorunları

Topuk bölgesi tamamen anne çatışmalarını ilgilendirir.

-Topuk ağrısı: "Annemle iletişimim bana acı veriyor."

-Topukta soyulma ve çatlak: "Annemle iletişimimi düzeltmek için zorlanıyorum, ben uğraştıkça o zorlaştırıyor."

-Topuğa basmayan çocuk: P/A döneminde anne veya kayınvalide ile sorun yaşayan ebeveyn kimdi? Aile tarafından istenmeyen eş kimdi?

Tourette Sendromu

-Annenin hamilelik döneminde sevdiği birini kaybetmesi.

-Anne hamilelik sırasında bebeğini kaybetmekten korkmuştur.

-Bir önceki hamilelikte bebeği kaybetme korkusu.

-Kordon dolanması.

-Kendini kısıtlanmalardan kurtarma çatışması.

-Doğum anında bebeğin ilk nefesi almada yaşadığı zorluk.

-Ne tür bir hareketin olduğu bize çatışma hakkında bilgi verir.

-Suda boğulma tehlikesi yaşamak.

Örnek: Çocuk 7 yaşına geldiğinde boyun hareketleri yapmaya başlar, bu durum araştırıldığında, annesinin hamilelik döneminde erkek kardeşini kaybettiği anlaşılır. Bu durum çocuğa anlatılınca boyun hareketleri kalkar.

Toz Alerjisi

-Kişinin kendine güvensizlik çatışması, doğuştan olursa annenin P/A döneminde yaşadığı çatışma.

-Geçmişte yaşadığımız kirli, pis hatıralar.

-P/A döneminde yaşanan cinsellik çatışmaları.

-P/A döneminde ev değişikliği, tozlu bir mekânda yaşanan acı hatıralar.

-Takıntı şeklinde temizlik hastalığı olan ebeveynin çocuğuna aktardığı çatışma.

Trigeminal Nevralji

Trigeminal nevralji, beyin ile yüz arasındaki his iletimini sağlayan trigeminal siniri etkileyen ve kronik ağrıya neden olan bir rahatsızlıktır. Makyaj, diş fırçalama gibi basit hareketler esnasında bile yüzde şiddetli ağrıya neden olabilir.

-Bir ayrılık, mesafe ya da soğukluk ile ilgili duyguları saklamaya çalışma.

-Kişinin unutmaya çalıştığı, acı verici bir olayın gözünün önünden gitmemesi.

-Kişinin bir saldırgandan yüzünü korumaya çalışmak ile ilgili çatışma.

Trigliserid Yükselmesi

-"Hayatımı başkaları yönetiyor."

-"Ailem benim yerime sorumluluk alıyor."

-"Kocam sayesinde ayakta durabilirim."

-"Babam olmasa ayakta duramazdık."

Örnek: Yeni işyeri kuran varlıklı bir ailenin çocuğu çalışmaya başlar, ancak vergilerini babası öder, bu duruma itiraz etmez. Ailesi olmadan bir şey yapamaz, trigliserid geliştirir.

Trombosit/ITP/Trombositopenik Purpura

-ITP, immün trombositopenik purpura hastalığının kısaltmasıdır. İmmün bir hastalıktır. İmmün hastalıklar bağışıklık sisteminde oluşan bozukluklar nedeniyle vücudun kendi yapılarına saldırdığı hastalıklardır. Trombositopeni, yani trombosit (kan pulcukları) sayısının düşüklüğü ile seyreder.

-"İyi bir aileye, klana sahip değilim."

-"Aileme bağlı değilim."

-"Evladım yok, soydaşım yok."

Örnek: 3 kızı olan bir kadının 2 kızı boşanıyor ve üçüncü kızının eşi ölünce ITP geliştiriyor. Çatışma ile çalışılınca kısmi düzelme oluyor.

Trombositoz/PLT Yüksekliği

Trombositoz, kandaki trombosit sayısının yüksek olmasıdır. Trombositler plazmada bulunan pıhtılaşma hücreleri olup, kanama sırasında pıhtı oluşturmak üzere birbirine yapışarak kanamayı durdururlar. Trombosit yüksekliği inme, kalp krizine neden olabilir veya herhangi bir organa giden damarda pıhtı oluşturabilir.

-"Aile klanım dağılıyor, onları toparlamak istiyorum."

-"Aile bağlarından mahrum kaldım."

-"Aileme yakınlaşmak istiyorum."

Örnek: Otoriter bir eşi olan kadın çocukları sayesinde evde eşinin baskısından kurtuluyor. Çocukları teker teker evlenip gidiyor, son çocuğu da evlendikten sonra trombositoz geliştiriyor.

Tükürük Bezi Kanseri

En büyük tükürük bezleri olan parotis bezleri kulakların hemen önündedir. Tükürük bezi tümörlerinin yaklaşık %70'i burada başlar. Bu tümörlerin çoğu iyi huyludur (kanser değildir), ancak kötü huylu tükürük bezi tümörlerinin çoğu parotis bezinden başlar. Submandibular bezler daha küçüktür ve çene altındadır.

-Ana çatışma tasarruf, toplama, yedekler ile ilgilidir.

-Yiyecekleri depolama (sembolik) çatışması.

Örnek: Hamilelik döneminde altınlarını biriktiren kadının altınları bir gece çalınır. Anne 23 yaşındayken bu olayı yaşar ve bebeğini doğurur. Bebek 23 yaşına gelince parotis bezi kanseri olur.

Tükürük Bezi Taşı/Sialoit

Tükürük bezi taşı tıp literatüründeki adıyla sialolitler tükürük bezi kanalında kalsiyum birikmesi sonucunda gelişen kalsifiye oluşumlardır.

-Ailede sert ve adaletsiz bir eleştiri karşısında çok kırılmak, duyguları ifade edememek.

-Kişinin hayatta kalabilmek için daha fazla tasarruf etmesi ile ilgili yaşadığı sıkıntılar.

Tüp Bebekler

-Tüp bebekler genelde zaman hesaplamada hata yaparlar. Çünkü sperm ve yumurta farklı zamanlarda oluşmuş ve farklı ısılarda döllenmiştir. Onların bu eksiğini kapatmak için 1 yıl boyunca "Annen baban seni çok seviyor, seni isteyerek dünyaya getirdik, ikimiz de seni çok istedik" şeklinde konuşma yapılmalıdır.

Tüy Alerjisi

-P/A döneminde sembolik olarak yere çakılmış, istediği hareketi yapamamış olan ebeveynin aktardığı kod.

-P/A döneminde ebeveynlerin kullanıldığını, sömürüldüğünü hissettiği deneyimler.

-Tüylü bir canlının olduğu ortamda yaşanan travmatik olay.

Tüylenme

-Üst soylarda savaş, siperde saklanma anısı.
-Temas yoksunluğundan acı çekmiş kadının anısı.
-Taciz anısı.
-Büyük bir yanlış anlaşılmadan kaynaklı ayrılık anısı.

Örnek: Yeni evlenen kadın cinsel anlamda kendini doyurulmamış hisseder, yeterli temas alamaz. Hissettiği bu yoksunluk yeni doğan çocukta tüylenme olarak kodlanır.

Uçak Korkusu

-Baba kaybı, babayla ilgili kaygılı durum veya babasız büyüme. Bazen babanın varlığını hissettirmemesi, sorumsuz oluşu.

-Eğer uçak kalkarken ve hava boşluğu olan durumlarda bir panik yaşanıyorsa kişinin insanlara güvenini yitirdiği yer ve şahıslarla ilgilidir.

-Kişinin aniden referansını kaybettiği, "Altımdan dünyayı çektiler" dediği durumlara da bakılır.

-Eril kimlikle yaşayan bir kadının dişil enerjiye geçtiği yerde kendi referansını kaybetmesi, erilliği bırakmak istememesi.

Uyku Apnesi

Uyku apnesi, uyku esnasında solunumun durması olarak tanımlanabilir. Uyku apnesi sendromunda, uyku sırasında birkaç saniye süren geçici boğulmalar yaşanabilir. Bu boğulma anında kandaki oksijen seviyesi düşerek, beynin uyanmasını sağlar. Beyin solunum fonksiyonlarının durduğunu haber vermek için vücudu uyandırır.

-Gece gelen bir tehlike anısı.

-Kendini güvende hissetmek için anne karnına dönme isteği.

-Kendine ait olanı sahiplenmek isteği: "Duygularımı tanımlayamasam da tehlikenin varlığını biliyorum."

-Yaşamın içinde istediklerini yapamama duygusunun getirdiği sembolik "ölüm" programı. (Nefesimi kesen mutsuzluk.)

Uyku Hastalığı/Narkolepsi

Narkolepsi ya da halk arasında bilinen adıyla uyku hastalığı, normal dışı zamanlarda uyku hali ve ani uyku atakları ile tanımlanan kronik bir uyku bozukluğudur.

-"Yırtıcı tarafından fark edilmemek için uyumalıyım."

-Tehlike varlığında uykuya dalarak bu durumu atlatmak.

Uykusuzluk/İnsomnia

-Örtülü bir depresyon eşlik eder.

-Yalnız ve korunmasız hissetme.

-"Hayatımda kesinlik istiyorum."

-"Olanların benim suçum olduğu hissinden kurtulmak istiyorum."

-Gece gerçekleşmiş bir dram.

-Gece nöbeti anısı.

Örnek: Yalnız yaşayan kadının kapısı bir gece yarısı ısrarla çalınır. Kadın sessizce kapıdakinin gitmesini bekler ve yatağında kalır. Aylarca gece kulaklarında kapı sesi ile uykuya dalamaz, bu travmaya çalışılınca uyku geri gelir.

Uyurgezerlik/Somnambulizm

-Gece yarısı taciz anısı.

-Üst soyda veya ailede gece yatakta öldürülen kim?

-Gece gerçekleşen büyük dram.

Örnek: Kadın hamileyken gece telefon geliyor ve annesinin yatağında öldüğü söyleniyor. Bu çatışma çocuğa kodlanıyor ve çocuk 7 yaşında uyurgezer oluyor. Bu çatışma çocuğa anlatılınca durum düzeliyor.

Ülseratif Kolit

Ülseratif kolit; sadece kalınbağırsağı tutan bir hastalıktır. Bağırsağın iç yüzeyinden başlar ve de rektum denilen alt kısımdan giden bir hastalık olarak bilinir. Bu rahatsızlık akut alevlenme periyotları ve ishal belirtileri arasında görülür. Kronik bir hastalıktır.

-Kendini baskı altında ve reddedilmiş hissetme.

-Sindirilemeyen öfke çatışması.

-Sindirilemeyen fikir ayrılığı, kavga. Bir saldırı veya otorite karşısında pasif kalmanın getirdiği boyun eğme çatışması.

-"Annemin sevgisini geri kazanmak istiyorum."

-"Annem son ana kadar berbat davrandı, son ana kadar umut ettim düzelmesi için, şimdi artık öldü/gitti/yok."

-Birine veda edememek.

Üremi

Kanda üre miktarının fazla olması üremi olarak adlandırılır.

-Kişinin düzenini, hayatını istediği gibi yönlendirememesi.

-Her şeyi arkada bırakmak isteği.

-Kişinin vatanından kopma ile ilgili çatışması, sürgünde hissetmesi.

Üretrit

Mesaneden idrarı dışarı atan ve üretra denen idrar kanalının iltihabıdır.

-Alanını kendi istediği gibi organize edememe.

-Yapılan bir şeyle ilgili pişmanlık: "Keşke böyle yapmasaydım."

-Kendinizi onaylamadığınız hareketi bulun.

Ürik Asit Birikmesi

Hiperürisemi olarak adlandırılan ürik asit yüksekliği, kandaki ürik asit miktarının 6,8 mg/dL'den fazla çıkmasıdır.

-Kişinin iğrendiği bir şeye katlanmak zorunda kalması, iğrendiği şeye direnememesi.

-Maddi sıkıntı yüzünden sürekli tedbirli olma, bir kırıntıyı bile atamama, gelecekle ilgili maddi kaygı.

-Kişinin sorumluluklarının ağırlığı yüzünden kendini feda etmesi, istediği hayatı yaşayamaması.

-Sembolik olarak savaş hali, mücadele gücünü artırmak isteyen çılgın beyin ürik asidi artırır.

Üveit

Üveit uveanın, yani gözün orta tabakasının iltihabıdır.

-Kişinin bir ayrılık sonrası yaşadığı özlem, bir araya gelmek istediği, özlediği kişiyi merkezinden, hayatından çıkarmak zorunda kalması.

-Gördükleri karşısında dehşete düşen kişinin çatışması, bir ölüme şahit olmak, iğrenç bir şeye şahit olmak.

-Çok sevilen birinin ani kaybıyla ilgili yas programı, o kişinin gidişini kabul edememek.

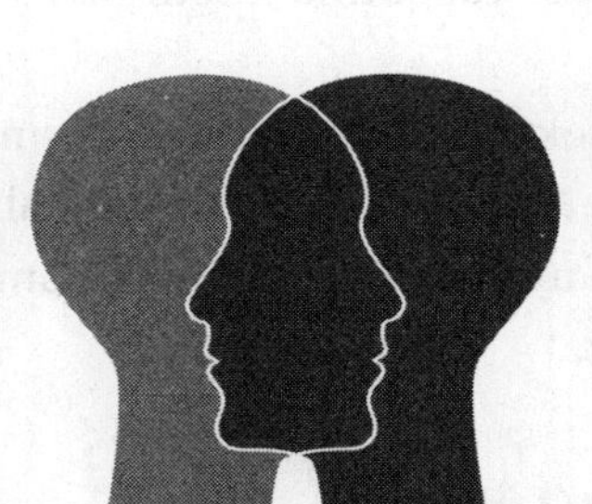

V-W-Y-Z

Vajinada Uçuk/Herpes

-"İstediğim birleşmeyi yaşayamadım."

-"Yeterince cinsel olarak doyurulmuyorum."

-"İstediğim seksi yapabilmek için ona yalvarmak zorundayım."

Örnek: Eşine çok âşık olan kadın, kocasının akşam eve gelmesini iple çeker. Adam eve gelip duşunu alır ve çok hızlı bir sevişmeden sonra uyur. Kadın tatmin olmamış hisseder ve vajinada uçuk gelişir.

Vajinal Akıntı/Lökore

Âdet dönemi öncesi görülen beyaz akıntıya lökore adı verilmektedir. Bu akıntıya bakteri ya da mikrop karışması durumunda çok ciddi sorunlar meydana gelebilmektedir. Âdet döneminde vajinanın içinde parçalanan dokular sıvı ile doludur ve bazen sarı renkte görülebilmektedir.

-Kadının cinsel ilişkiyi reddetme veya partnerine duyduğu öfke ve suçluluk duygusunun çatışması.

-Aşırı otoriter ve emredici partnere karşı koyamayan kadının çatışması.

-Kadının kendi ihtiyaçlarını ikinci plana atıp, çocukları, eşi ve sevdiklerinin ihtiyaçlarına öncelik vermesi, bu durumun yarattığı doyurulma arzusu.

-İlişkinin huzuru kaçmasın diye sürekli susmak zorunda kalan kadının bu duruma bilinçaltında isyanı akıntı olarak görülür.

Vajinal Hastalıklar

-Viral: Daha fazla cinsellik isteğini ifade edememe.
-Bakteriyel: Erkek davranışlarıyla bir şey yapmıştır, kadının cinsel arzularını yerine getirememiştir.

Vajinal Kaşıntı

-Partner tarafından incitilme, cinsel anlamda hayal kırıklığı.
-Kadının istediği özen ve teması hissetmemesi: "Aradığım ilişki bu değildi." Aradığı aşkı bulamayan kadının çatışması.
-Tutkulu bir ilişkinin aniden bitmesi, bazen evlilikte aşkın bitmesi, eski özen ve dokunuşların yitirilmesi.
-Taciz, şiddet anısı.

Vajinal Kuruluk

Vajinal kuruluk; vajinanın cinsel ilişki sırasında yeterince ıslanamaması, kayganlaşmasının normalden az olması halidir. Sık olarak rastlanılan ve kişilerin hayatlarını olumsuz etkileyen bir problemdir.
-Cinsel istek yüzünden suçlanma.
-Kadının partnerini cezalandırma çatışması.
-Cinsellikle ilgili yasaklar.
Örnek: Genç kız 13 yaşındayken uykuda orgazm olur, uyandığında yatağın başucunda babasını görür ve büyük bir utanç duyar. Bu utanç vücutta vajinal kuruluğu kodlar.

Vajinal Mantar

-Kişinin bir ilişkide deneyimlediği hayal kırıklığı.
-Bir ilişkide istediğini bulamama.
-Acı verici bir partner ayrılığının bitmemiş yası.

Örnek: Hiçbir açıklama yapılmadan eşi tarafından terk edilen kadın eşini çok özler. Yıllarca vajinal mantar sorunu ile boğuşur. Bu çatışmayı fark ettiği gün bu sorundan kurtulur.

Vajinanın Kapalı Olması/Vajinal Atrezi

Vajinal atrezi oldukça nadir görülen, yenidoğan döneminde karında kitle ve bu kitlenin yol açtığı basıya bağlı bulgularla ortaya çıkabilen, vajinanın kapalı olduğu, bazı olgularda ise adelosan dönemine girildiğinde mensturasyon görülmemesi ve karında şişlik nedeni ile karşımıza çıkabilen konjenital bir anomalidir.

-Bir hamilelikle ilgili dram.

-Döllenme anı ile ilgili dram (tecavüz, zorlama, şiddet).

Vajinismus

Vajinismus, vajina girişindeki kasların istemsizce kasılması sonucu cinsel birlikteliğin gerçekleşememesine verilen isimdir. Vajinismus, ilk geceden itibaren çiftler için büyük bir sorun olabilmekle beraber her cinsel birleşememe durumu da vajinismus olarak görülmemelidir.

-Kadının kendisinin ilk döllenme anında şiddet, zorlanma, tecavüz anısı. (Bazen annesinin çatışması.)

-Kadınlığın ve cinselliğin reddi, ayıplanması ve bu konudaki toplum baskısı, kadında çatışma ve kasılma yaratır.

-Üst soyda veya kadının hayatında bir erkek öfkesi var mı? Kadının erkeği cezalandırma isteği: "Yanlış partnerle birlikteyim."

-Dünyaya erkek olarak gelmesi beklenen kadının yaşadığı çatışma: "İçime alamam, ben vermek üzere programlandım."

-Babasından şiddet gören, aşağılanan kadının anısı.

Varikosel

Varikosel, testis torbası içerisinde yer alan damarların şişmesidir.

-Anne-baba tarafından terk edilmiş hisseden çocuk.

-Anne veya babanın erken kaybı.

-Çok baskın otoriter bir erkeğin varlığı, annesine şiddet gösteren bir babaya şahit olan erkek çocuk.

Varis

Varis, derinin hemen altında görebileceğiniz şişmiş, bükülmüş damarlardır. Varis toplardamarları belirtileri içerisinde en belirgin olanı ise koyu mor ve mavi renkli damarların oluşmasıdır. Varisli damarlar birçok insanda gözüken durumdur. Genellikle az sayıda belirtilere neden olurlar.

-"Bir mahkûmun prangası gibi, ayaklarımda sürekli beni durdurmaya çalışan sorumluluklar ve finansal korkularla yaşıyorum."

-"Eve dönmek istemiyorum, evdeki tehlikeden kaçıyorum."

-Evini satmak zorunda kalıp, alanını kaybetme.

-"Bu hayatta sürekli koşturmak zorundayım."

-Zorunlu yatak istirahatı.

Örnek: Genç kızın babası iflas ediyor, çok sevdiği evlerinden ayrılmak zorunda kalıyorlar. Evlendikten sonra aynı döngüde bir kez daha evlerini boşaltmak zorunda kalınca varis gelişiyor. Beden varis geliştiriyor. Bu çatışma ile yüzleşince düzelme görülüyor.

Vaskülit/Takayasu Arteriti

Vaskülit, kan damarlarının iltihaplanmasına sebebiyet veren durumların genel adıdır.

-Bulunan bölge ile ilgili öz değersizlik, estetik kaygı.

-Kişinin yenilikler karşısında direnç geliştirmesi, yeni bir adım atamaması.

-Sevgiden yoksun yaşamak, aile içinde sevgisiz hissetmek, anne ve/veya babaya kin duymak.

-Evden uzaklaşmak isteyip uzaklaşamama, bir yerden isteği dışında ayrılmak zorunda kalmak.

-Umut edilen, beklenen bir olayın bir türlü gerçekleşmemesi, bir türlü hedefine ulaşamamak.

Veba

Oldukça tehlikeli olan veba, bulaşıcı olmasının yanı sıra aynı zamanda ölümcül bir hastalıktır. "Yersinia Pestis" isimli bakterinin yol açtığı hastalık halk arasında "Kara Veba" olarak da bilinir.

-Yoğun korku hissinin olduğu bir ortamda kişinin kendini bu korkuyla kemirmesi, yeterince karşı koyamaması.

-Kendini aşırı değersiz hissetme çatışması.

-Kişinin kendi varlığına, kişiliğine duyduğu nefret ile ilgili yaşanmış bir anısı.

Venöz Yetmezlik

Venöz yetmezlik, toplardamarların genelde bacaklardaki kanı kalbe geri taşıma görevini yerine getirememesidir.

-Babayla ilgili öfke, babayı hem çok sevip hem de ona öfke duyma.

-Babanın erken kaybı, babayla bitirilmemiş yas.

-Çok baskın ve otoriter bir annenin varlığı.

-Dişilik ve annelik ile ilgili çatışmalar.

-Ailede kardeşlere annelik yapmak zorunda kalan kadının çatışması.

-Anne-baba ayrılığı.

Verem/Tüberküloz

Verem hastalığı, yani tıbbi adıyla tüberküloz (TB) hava yoluyla bir bireyden diğerine yayılan, bulaşıcı bir akciğer hastalığıdır. Verem hastalığı Mycobacterium Tuberculosis isimli bakterilerden kaynaklanır. Verem hastalığı tedavi edilebilir ve verem aşısı ile önlenebilir bir hastalıktır.

-Çoğu zaman akciğer kanserinin iyileşme fazıdır.

-Ölmekten korkma çatışması.

-"Kendimi bu dünyada hiçbir yere ait hissetmiyorum."

-"Artık yeter, daha fazla dayanamıyorum."

Vertigo/Baş Dönmesi

-Kişinin görmeyi ya da duymayı reddettiği bir olaydan ya da kişiden kaçma isteği.

-"Benim olanları, güvenliğimi, babamı, referans noktamı kaybettim."

-"Burada sabit durmalıyım, hayatımın bu noktasında referans noktamı kaybettim."

-Hayatın bir dram sonrası altüst olması.

-Fiziki veya sembolik olarak düşme anısı.

Vitiligo

Vitiligo, kesin sebebi bilinmemekle birlikte deride pigment kaybına bağlı olarak açık renkli alanların oluştuğu bir tür deri hastalığıdır. Halk arasında ala veya alaca hastalığı olarak farklı şekillerde adlandırılabilen bu hastalık, her yaşta görülebilse de büyük oranla 20 yaşından önce belirti vermeye başlar.

-Çok sevilen birinden çirkin bir şekilde ayrılık.

-Kendini temize çıkarmayı isteme.

-İzinsiz dokunuşlardan temizlenme çatışması.

-Vajina: Tecavüz, ensest, taciz anısı.

-Ağız: Oral seks anısı.

-Üst soyda zimmete para geçirme anısı.

-Kollar: "İstemediğim biri tarafından kollarımdan tutuldum, kirlenmiş hissediyorum."

-Uyluklar: Cinsel organlara zorla dokunulma.

-Kadının durmadan cinsel istekte bulunan kocasından saklanma çatışması (beyaz çarşafın rengine bürünme).

-Çok sevilen birinin kaybı ile ilgili yas.

Von Willebrand Hastalığı

Von Willebrand hastalığı (VWD) bir kanama bozukluğudur. Kanınızın pıhtılaşma yeteneğini etkiler.

-Ailede birinin hayatı ile endişe etme, aile üyelerinden birinin kaza geçirmesi, kanamalı bir durumu.

-Bir kanamadan ölme veya ölme korkusu (soy klanı). Kişinin atalarında kanamadan ölen bir aile bireyi, savaşta yaralanma, ölme anısı var mı?

-P/A döneminde aile birliğinin bozulması, anne-babası ayrılan çocuğun çatışması.

-Aileye ait hissedememe, aile tarafından dışlanma.

West Sendromu

Epilepsinin spesifik bir türü olup, daha çok bebekliğin ilk 2 yılında ortaya çıkan, boyun, gövde ve diğer kasları etkileyerek hem nöbetlere neden olan hem de bilişsel ve gelişimsel bozukluklara sebebiyet veren beyin hastalığıdır.

-P/A döneminde annenin, bazen de babanın yaşadığı çok büyük korku, ölüme yaklaşma deneyimi.

-P/A döneminde ebeveynlerden birinin yaşadığı acı verici ayrılık çatışması.

-Hamilelikte düşük tehlikesi, bebeğin anne karnında hareket etmemesi, annenin belli bir süre hamileliği yatarak geçirme zorunluluğu.

-Doğum sırasında bebeğin doğum kanalında fazla kalması, oksijensiz kalması.

Wolf-Parkinson-White (WPW) Sendromu

Wolf-Parkinson-White (WPW) sendromu supra ventriküler taşikardilerin (SVT) yaygın bir sebebidir. Wolf-Parkinson-White sendromu kalbin fizyolojik ileti sistemi olan atriyoventriküler (AV) nod ile patolojik olarak bulunan aksesuvar yol (AY) arasında taşikardi halkasının geliştiği reentran bir taşikardidir.

-Yeterli sevgi hissetmeme ve bununla ilgili yaşanan iletişim eksikliği.

-P/A dönemi ebeveynler arası iletişimsizlik yüzünden sevgiyi hissetmeme.

Yağ Bezesi

Yağ bezeleri, tıp dilinde lipom olarak da adlandırılan ve vücutta herhangi bir bölgede oluşan içi yağ dolu ve genellikle küçük yapılı, tümör benzeri oluşumlardır.

-Karşılık gelen beden bölgesinde kişinin deneyimlediği estetik değer kaybı çatışması.

-"Kendimi güzel bulmadığım yerlerimle ilgili bedenimi örtüyorum (yağ bezesi)."

-Ense kökünde oluştuğunda haksızlık, adaletsizlik ve iletişim konuları hâkimdir.

-Sırtta oluşursa terk edilme anısı.

Örnek: Kalçalarının iki tarafında lipom olan genç kızla küçükken ablası alay etmiş, kalçalarının ne kadar düz olduğu söylenmiştir. Bu çatışma çözümlendiğinde yağ bezesi kaybolmuştur.

Yağdokusu Kanseri/Liposarkom

Liposarkomlar, yağ hücrelerinden köken alan ve ender görülen kötü huylu yumuşak doku tümörleridir. Vücudun herhangi bir yerinde görülebilse de sıklıkla retroperiton (karın arka duvarı zarı) ve uylukta (bacağın kalçadan dize kadar olan bölümü) yerleşirler.

-Lipomun çatışmalarının aynısı ancak daha yoğun hissedilmesi.

-Ana çatışma kişinin vücut şekli, beden görünüşü ile ilgili değer kaybı çatışmasıdır.

-Vücudun belli bir bölgesindeki estetik değersizlik çatışması.

Örnek: Hamileyken eşi tarafından estetik bulunmadığını duyan ve bu çatışmayı derinden hisseden kadının doğan çocuğunda liposarkom görülür. Bu çatışma çocuğa anlatıldığında gerileme görülür.

Yanan Ağız Sendromu

Yanan Ağız Sendromu, ağız içinde şiddetli yanma, acıma, karıncalanma ve batma gibi hoş olmayan semptomlarla kendini gösteren bir tıbbi durumdur.

-Bir otorite karşısında susmak zorunda kalmak, ağzını kapalı tutmak zorunluluğu.

-Kişinin isteklerini ifade etmesinin yasaklanması, aşırı yasakçı bir ailede susturulan çocuk.

-Bir fırsatın kaçırılması, emek verip çok çalışılan bir projede son anda fırsatı kaçırmak, şansını kaybetmek.

-Bir sırrı tutmak zorunda olmak, bir sırrın varlığı.

-Bir şeyi söylediğine pişman olmak.

Yakını Görememe/Hipermetrop

-Uzak mesafedeki bir tehlikeye odaklanmak.

-Gelecekte başına gelecek olaylar ile ilgili kaygılanma.

Örnek: Kızı üniversiteyi kazanıp başka şehre giden kadının bir süre sonra yakını görme problemi başlıyor. Odağı uzaktaki kızında olduğu için bu çatışmayı yaşadığını anlayıp çalışma yapar ve hipermetropi 1 derece düşer.

Yapışık Plasenta/Plasenta Perkreata

Plasentanın yapışması rahim duvarındaki kas tabakasına ulaşacak kadar daha derin olursa plasenta inkreata denir, rahim duvarının dışına geçecek kadar hatta çevredeki mesane gibi organlara ulaşacak kadar derin yapışma durumuna plasenta perkreata denir.

-Bebeğini sembolik olarak içinde tutma isteği.

-Bebeğini nasıl besleyeceğini bilememe korkusu.

Örnek: Üst soyda bebeğini ihmal etmiş bir kadın hatırası.

Yarık Damak/Dudak/Tavşandudağı

Dudak-damak yarığı, embriyolojik dönemde çeşitli nedenlerden dolayı bebeğin yüz bölgesindeki yapıların birleşme kusuru nedeniyle ortaya çıkan bir hastalıktır. Türkçede, halk arasında tavşandudaklılık olarak bilinir.

-Altdudak: Anne ile ilgili çatışmalar.

-Üstdudak: Baba ile ilgili çatışmalar.

-"Ağzım bu lokmayı almak için yeterince büyük değil." (sembolik)

Anne veya babanın hamilelik dönemi veya öncesinde kaçırdığı büyük fırsatlar ile ilgili çatışmalar.

-Yakalanılan bir fırsatın aniden elden kaçması.

Yatay Şaşılık

-Önden gelen bir saldırıya karşı tetikte olma durumu.

-Anne ve baba arasında kalan çocuğun içinde bulunduğu çatışma.

-Hamilelik dönemi veya öncesinde anne veya babanın tehlike karşısında aldığı kodun çocuğa aktarılması.

-Aşırı otoriter bir anne veya babanın çocuğa yüklediği kod.

Yılancık/Erizipel

Yılancık hastalığı olarak da bilinen erizipel; deride ağrı, kızarıklık, şişlik ve ısı artışı ile ortaya çıkan en çok bacaklarda görülen bir deri enfeksiyonudur. Tedavide gecikilirse enfeksiyon vücuda yayılabilir.

-"Politik ve dini olarak farklı düşündüğüm için dışlandım."

-Erizipelin bulunduğu yerle ilgili kirlenmişlik hissi.

-Üst soyda din ve inanç sistemini değiştiren var mı?

Örnek: Dinini değiştirdiği için ailesi tarafından reddedilen genç çocuğun el bölgesinde yılancık görülüyor.

Yumru Ayak

-Anne karnındayken bebek vibrasyonlu (testere, matkap, diş hekiminde aeratör sesi) bir sese maruz kalmış olabilir. Bu sesi tehlike olarak kodlar.

-Hamileliğin çok gürültülü bir ortamda geçmesi.

-P/A döneminde eşlerin gürültülü kavgaları.

Yumurta Alerjisi

-Anne olmaya hazır olmayan kadının hamile kalınca hissettiği çatışma.

-Hamilelik sırasında bebeği kaybetme korkusu (yumurta =bebek).

-P/A döneminde yaşanan cinsellikle ilgili çatışmalar.

-Dramatik bir cinsel birleşme anısı, iğrenme.
-Yumurta eşliğinde yaşanan ayrılık çatışması.

Yumurtalık Kanseri

-Sevilen bir kişinin kaybı.
-Perişan eden, tüketen bir dram.

Örnek: Kadın kendisini aldatan eşini evden kovar ve boşanma davası açar. Tam da bu dönemde babasını kaybeder, bu dram ile beden yumurtalık kanseri geliştirir.

Yumurtalık Kisti/Fibrom

-Ana rahminde bebeği tutamamanın verdiği çatışma bazen kist olarak ortaya çıkar.

-Evladımız gibi gördüğümüz kişi veya hayvanlarla ilgili çatışma.

-Yumurtalık kisti tıpkı bir bebek gibi 9 ayda büyüyüp alınabilecek hale gelir, beyin hamile gibi hissettirir.

Örnek: Küçük bir kız köpeğini gezdirirken köpek kaçıyor ve araba çarpıyor. Köpeğini kaybeden kız suçluluk hissediyor ve ileride yumurtalık kisti geliştiriyor. Bu çatışma ile yüzleşince düzelme görülüyor.

Yumurtalık Sorunları

-Ciddi bir kayıp çatışması.
-Çocuğunu kaybetme ile ilgili çatışmalar.

Yüksek Ateş

-Kaybedilen sevgiyi yerine koymak için beden ısı gönderir.
-Çocuğun cinsiyeti ile ilgili beklentiler.

-Anneden ayrılık çatışması.
-Çocuklarda eleştiri, sevgisizlik.
-Adaletsizlik çatışması.
-Anne-baba çatışmaları.
-Bebeğin aldırılması düşünüldüyse yüksek ateş doğan bebekte görülebilir.

Yüksek Ayak Tabanı/Pes Cavus

Yüksek taban, pes cavus olarak adlandırılır. Ayak tabanını destekleyen arklardan birisi olan, ayağın iç yüzündeki medial longitudinal ark gergindir. Yürüme ve koşma gibi hareketler esnasında vücut ağırlığı aktarıldığında, ayak tabanı esneyemez.
-"Annemle aramdaki mesafeyi korumak istiyorum."
-"Anneme güvenemem."
-"Zamanı hızlandırmak istiyorum."
Örnek: Hamile kadının eşi bir alacak davası yüzünden hapse girer. Bir yıl hapis cezasının bir an önce bitmesi için dua eden annenin bebeği yüksek tabanlı olarak doğar.

Yüksek Tansiyon/Hipertansiyon

Hipertansiyon, kan basıncının normalden yüksek olduğu durumlara denilir. Kan basıncı, pratiklik açısından, en sık manşon tansiyon aletleri ile ölçülür ve büyük/küçük kan basıncı olarak ifade edilir. Bu değerlerin sürekli şekilde, 140/90 mm Hg üzerinde olması durumunda hipertansiyon hastalığı söz konusu olabilir.
-"Başarılı olmak için baskıyı artırmalıyım."
-Boğulma tehlikesi anısı.
-"Vazgeçmek zorunda olduğum ama vazgeçemediğim uzaktaki bir bölge ile ilgili çatışma."

-Para kaybı, likidite sorunları.

Örnek: Pandemi döneminde işleri duran bir müzisyen kredi kartlarını ödeyemez, eşi çocuklarının ihtiyaçlarını karşılayamaz. Eşinde hipertansiyon başlar. Çatışma çözülünce kan basıncı normale döner.

Yüz Lekeleri

-Kişinin kendini sembolik olarak yaralanmış ve kirlenmiş hissettiği çatışmalar.

-Kişinin kendini utanç içinde hissettiği durumlar: "Yer yarılsaydı da yerin dibine girseydim."

-Yüze yapılan hakaretler karşısında kişinin kendini savunamaması.

Zatürree/Pnömoni

-Koruma altında hissetmeme.

-Ölüm korkusunun tamir fazıdır.

-Alanında incitilme, korku, kızdırılma, zulmedilme çatışması.

-"Annemin sevgisini hissedemiyorum" çatışması.

-"Yeterince çektik" diyen kişinin çatışması.

Zona

Zona, tıptaki adı ile Herpes zoster; "Varicella zoster" denilen virüsün neden olduğu, duyusal sinir hücresi gruplarını (dorsal kök ganglionlarını) tutan, ağrılı, döküntülü bir deri hastalığıdır. Herpes zosterin ilk belirtisi çok şiddetli olabilen ağrıdır. Ağrıya, deride duyarlılık, ateş, halsizlik eşlik edebilir.

-Lekelenmiş hissedilen otoriteye boyun eğmekle ilgili çatışma.

-Çıkan bölgede fiziksel şiddet anısı.

-Bütünlüğün bozulması çatışması (bir organın kaybı, ampute edilmesi).

Örnek: Yıllarca kız kardeşiyle görüşmeyen adam barışmak umuduyla kapısına gider. Kız kardeşi onu kapıda aşağılar ve kapıyı yüzüne kapatır. Daha sonra bedeninde zona gelişir, çatışmayı çözünce iyileşir.

YARARLANILAN KAYNAKLAR

Alberto Viloldo, *Şamanik Ritüeller*

Anne Ancelin Schützenberger, *Psikosoybilim – The Ancestor Syndrome*

Dr. Claude Sabbah, *Biologie Totale des Etres Vivants*

Dr. Ryke Geerd Hamer, *The summery of the New Medicine*

Jacques Martel, *Hastalıklar ve Rahatsızlıklar Ansiklopedisi*

Louise L. Hay, *You can heal your life*

Marc Frechet, *Grille de vie*

ReSetting Eğitimleri Canlı Yayınları

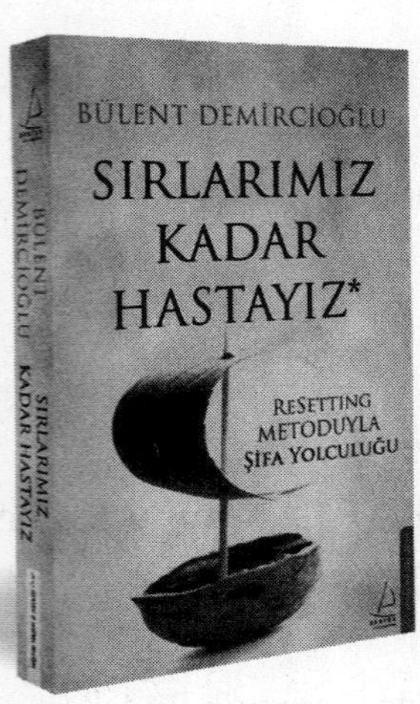
BÜLENT DEMİRCİOĞLU
SIRLARIMIZ KADAR HASTAYIZ*
ReSetting Metoduyla Şifa Yolculuğu
BÜLENT DEMİRCİOĞLU
SIRLARIMIZ KADAR HASTAYIZ

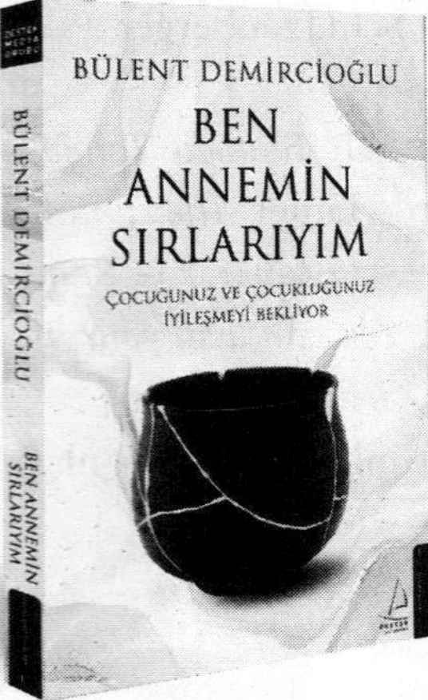
BÜLENT DEMİRCİOĞLU
BEN ANNEMİN SIRLARIYIM
Çocuğunuz ve Çocukluğunuz İyileşmeyi Bekliyor
BÜLENT DEMİRCİOĞLU
BEN ANNEMİN SIRLARIYIM

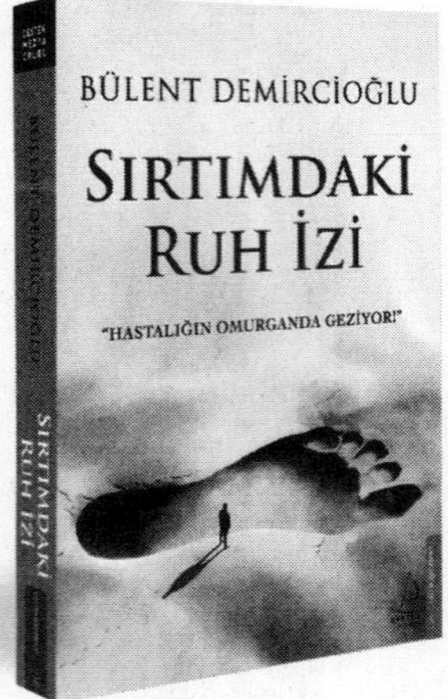
BÜLENT DEMİRCİOĞLU
SIRTIMDAKİ RUH İZİ
"HASTALIĞIN OMURGANDA GEZİYOR!"
BÜLENT DEMİRCİOĞLU
SIRTIMDAKİ RUH İZİ